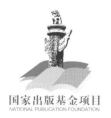

"十三五"国家重点出版物出版规划项目

高原医学系列丛书

走进高原健康必读

THE HEALTH REQUIRED OF STEPPING INTO THE PLATEAU

U0197326

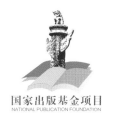

"十三五"国家重点出版物出版规划项目

高原医学系列丛书

国家出版基金项目
NATIONAL PUBLICATION FOUNDATION

走进高原健康必读

THE HEALTH REQUIRED OF STEPPING INTO THE PLATEAU

主　编　格日力

副主编　张　强　祁玉娟　任　明

编　者　（按姓名汉语拼音排序）

本巴吉（青海省人民医院）

樊世明（青海大学附属医院）

韩　军（青海省人民医院）

刘军莉（青海大学附属医院）

祁玉娟（青海省人民医院）

任　明（青海大学附属医院）

王　红（青海大学附属医院）

姚星辰（青海省人民医院）

张广梅（青海大学医学院）

张慧云（青海省人民医院）

张　强（青海省人民医院）

赵艳霞（宁波卫生职业技术学院）

秘　书　赵艳霞（宁波卫生职业技术学院）

北京大学医学出版社

ZOUJIN GAOYUAN JIANKANG BIDU

图书在版编目（CIP）数据

走进高原健康必读 / 格日力主编．—北京：北京
大学医学出版社，2021.12
（高原医学系列丛书/格日力总主编）
ISBN 978-7-5659-2551-1

Ⅰ．①走…　Ⅱ．①格…　Ⅲ．①高原医学 - 保健　Ⅳ．
①R188

中国版本图书馆CIP数据核字（2021）第257233号

走进高原健康必读

主　　编：格日力
出版发行：北京大学医学出版社
地　　址：（100191）北京市海淀区学院路38号　北京大学医学部院内
电　　话：发行部 010-82802230；图书邮购 010-82802495
网　　址：http：//www.pumpress.com.cn
E - m a i l：booksale@bjmu.edu.cn
印　　刷：北京信彩瑞禾印刷厂
经　　销：新华书店
责任编辑：许　立　宋红丽　　责任校对：靳新强　　责任印制：李　啸
开　　本：710 mm×1000 mm　1/16　　印张：15.25　　字数：133 千字
版　　次：2021 年 12 月第 1 版　2021 年 12 月第 1 次印刷
书　　号：ISBN 978-7-5659-2551-1
定　　价：69.00 元
版权所有，违者必究
（凡属质量问题请与本社发行部联系退换）

高原医学系列丛书
编委会

主 编 简 介

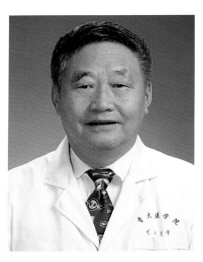

　　格日力，医学博士，教授，主任医师，博士生导师。现任青海省科学技术协会副主席，青海大学高原医学研究中心主任，呼吸内科学与高原医学教授、主任医师，享受国务院政府特殊津贴。兼任青海大学学位委员会主任，国际高原医学会常务理事、亚太地区国际高原医学会主席、教育部医学与生物学部委员、《中国高原医学与生物学杂志》主编。

　　主要从事低氧生理和高原医学研究，在国内外期刊发表论文390余篇，其中包括 *Science*、*Nature* 等顶级期刊；著有专著3部。承担国家级和省部级科研项目18项；获国家科技进步特等奖、二等奖，何梁何利奖、青海省科技进步一等奖（两次），全国杰出专业技术人才、全国优秀科技工作者提名奖，2016年发展中国家科学院基础医学奖，2017年全国创新争先奖。2019年担任青海省人才联合会理事长，注重用科技服务民生，其科研成果在青藏铁路建设、高原病防治、玉树地震救灾、高原病急救以及促进高原经济社会发展、维护边疆稳定等方面发挥了重要的作用。

　　在高原医学人才建设上，创建了集教学、科研、医疗为一体的高原医学研究基地，创建了第一个青海高等院校高原医学博士点和国家级重点学科，培养了40余名高原本土医学博士。

丛 书 序

　　高原医学是一门新兴的交叉学科，与特殊的地域环境密切相关，高原环境的主要特点是低压低氧、低温、干燥、强紫外线等。生活在高原地区的一切生命体均涉及对低压低氧等特殊环境的自身平衡调节。机体为了适应特殊自然环境，启动自身平衡调节机制，使各系统功能达到新的动态平衡，实现机体的习服与适应。如果调节机制失衡、适应功能不良，出现失代偿，就会发生高原疾病。高原低压低氧环境对呼吸、循环、消化、血液、神经、泌尿、内分泌等多系统及水、电解质和能量代谢等产生诸多效应。我们认为，高原环境对人体的影响是多系统、多方位、急慢性损害并存的复杂的病理生理现象，目前还有许多医学难题有待研究。

　　近几年来，高海拔地区医学和生理学领域的研究取得了跨越式的快速发展。荣获 2019 年诺贝尔生理学或医学奖的来自美国、英国的三位科学家经过 27 年的潜心研究，揭示了氧气如何在细胞中起作用，以及人体从整体水平上如何适应低氧环境变化，从而进一步精准地解释了有关新陈代谢、免疫调节等影响人体适应高原低氧环境的科学问题。高原低氧给人体所带来的影响是多方面的，如高原劳动力受限、高原衰退、高原生活质量下降，以及各类急、慢性高原疾病。细胞氧感知通路的新发现，为高原适应与损伤机制研究和高原运动训练、高原老年医学、高原野外急救医学，以及肿瘤学等的深入研究带来了新的启示与方向，具有重要的理论价值和巨大的临床应用潜力。

　　为了进一步促进高原医学教学与科研工作的健康快速发展，更广泛地开展高原医学科普教育，深化医教协同，推进医学教育改革与发展，在提升医学人才培养质量的时代要求与背景下，我们紧紧围绕国家生态文明建设战略及高原人群的健康与卫生保健需求，突出青藏高原地域特色，在北京大学医学出版社的大力支持下，启动了"高原医学系列丛书"的编写工作，并成功申请到了国家出版基金资助。根据医学专业类别的不同，本系列丛书共分为11个分册，其内容涉及高原特殊环境有关的基础与临床研究、高原劳动卫生防护、高原动物与人体遗传适应、高原运动生理、藏医药等。本系列丛书包括：

1.《高原适应的生物基础》 青藏高原由于地理环境的特殊性和长期的自然选择，逐步形成了独特的生物多样性。藏族、蒙古族等少数民族是主要世居者，世代的变迁使他们一步步适应了这一特定的自然环境，得以生存繁衍。如藏羚羊、牦牛、藏绵羊、高原鼢鼠、高原鼠兔等高原特有动物经过不断进化，成为该地区的主要动物物种，为维持青藏高原的生态平衡和生物多样性起到了重要作用。为了逐步揭开高原世居人群和土著动物的神秘面纱，本书以适应低氧环境的遗传学机制为切入点，从生理、生化、形态学和分子学等方面来探秘人类和动物适应严酷高寒低氧环境的生物学机制。总结了这些生存于高原的人和动物，特别是藏族人群中所发现的 *EGLN1*、*PPARA*、*EPAS1* 等基因的生理功能，从而为高原医学研究提供新的研究策略。

2.《高原医学与生理学》（第5版） 该书为英译中文版翻译图书，原著主编为国际著名高原医学专家约翰·韦斯特（J. B. West）教授，其内容阐述了高原医学和生理学的基本知识及最新研究进展，内容新颖前沿，它将会推动我国高原医学科学的发展。

3. *Hypoxia-Related High Altitude Illness*（《低氧相关高原疾病》） 该书用英文编写，全面地整理和总结了高原低氧环境中各系统疾病的变化特点，探讨了高原地区常见的各种急、慢性疾病的病理生理学变化。立足青藏高原，将我国高原医学研究的新成果推上了国际舞台。

4.《高原低氧神经生理》 本书是专门阐述在低压低氧和常压低氧环境下，神经系统结构和功能变化特点及其规律的一部书籍。该书涉及在低氧环境下脑血流变化、血脑屏障、脑电活动、神经递质合成和释放、突触可塑性、信号传递通路、感觉神经和运动神经活动规律、认知功能、能量代谢以及神经干细胞等方面。它是对当前高原脑科学领域研究状况的一次概括和总结，是致力于三江源地区人居住健康发展的一部著作。相信该书的出版将对高原脑科学研究的发展具有一定的推动作用，也为广大高原医学研究者提供参考。

5.《高原常见疾病》 本书重点对高原地区较常见的急性和慢性高原病的病理生理学变化、诊断标准，以及防治等进行详细整理和总结，特别是简要介绍了调节细胞氧感知通路过程中的关键转录因子——低氧诱导因子（HIF-1），其中的关键分子——脯氨酰羟化酶（PHD2）与高原红细胞增多症患者氧稳态的分子机制，以及低氧性肺动脉高压发生、发展过程中 HIF-1 的作用机制，包括对慢性低氧如何调控肺动脉平滑肌细胞的增殖与收缩，如何寻找有效的基于HIF-1 靶向治疗低氧性肺动脉高压的有效药物等进行了叙述。另外，对具有高原区域特色的疾病如结核、包虫病、高原烧伤与冻伤和高原麻醉进行阐述，突出了临床疾病在高原特殊环境下的特点和诊治要点。本书旨在提高临床医师对高原特殊环境下的相关临床疾病的深入认识，在临床实践中不断总结经验，提高高原临床疾病的诊治水平，服务于广大高原人民。

6.《高原实用妇产科学》 本书是高原地区临床使用的综合性妇产科参考书籍，旨在研究高原地区妇女生殖系统各种疾病的发生、发展变化的特点，以及在妊娠、分娩、产褥期等不同时期的孕产妇的生理、病理变化特点，并对高原地区胎儿、新生儿的生理病理特点进行阐述，为广大高原地区妇产科医生提供参考。

7.《高原运动医学基础与应用》 通过总结多年高原训练的实践

经验和国内外最新研究成果，以高原运动医学为切入点，力求理论与应用并重，前沿动向和实际相结合，探讨了高原地理环境及高原运动锻炼的低氧生理适应机制，全面总结和分析了高原训练及运动锻炼的基本理论、方法和应用，提出了一系列建设性意见和注意事项，对进一步推进我国高原训练实践及全民健身活动发展具有积极意义。

8.《高原藏医药学》 藏医药与高原医学有着密切关系，本书参考了诸多著名藏医专家的著作，总结了多年藏医研究的精华，浓缩了具有浓郁民族特色的藏医药文化精髓，并与高原地域特色密切结合。民族医药与高原常见病、多发病的诊治密切相关，编写本书旨在更好地治疗高原少数民族人民的疾病。

9.《高原临床病理生理学》 本书的编写遵循病理生理学内容的基本结构，同时紧跟学科发展的前沿，力求介绍最新的研究进展和成果。编写上，一方面突出病理生理学这门"桥梁学科"特点，注重基础与临床的紧密联系；另一方面注重介绍高原低氧环境中相关器官系统，如呼吸系统、心血管系统、血液系统、中枢神经系统、免疫和营养代谢系统等在缺氧条件下的损伤机制及变化。它不仅为临床医生诊疗工作提供了丰富的基础医学理论与知识，而且为广大医学生学习高原医学及相关医学知识提供了教材和参考书籍。

10.《高原医学》（第 2 版） 这是一本适用于医学本科生、研究生使用的教材，是在《高原医学》（第 1 版）教材的基础上编写而成的。编写过程中所有章节都做了认真仔细的更新，对陈旧的内容进行了必要的删减，同时增加了许多新的图片和表格，并对参考文献进行了更新。完善后的教材层次性、逻辑性、结构严谨性、文字简洁流畅性均大幅提升。本书作者在高原缺氧研究领域中的高原医学理论成果获得国际认可，在此基础上，将基础理论与最新研究成果有机结合，同时吸收国际最新成果，突出"高原、民族、地域"等特色，编写了独特的高原医学教材，主要适用于临床医学本科、研究生和全科医学专业学生。

11.《走进高原健康必读》 本书是针对初上高原地区，对高原医学感兴趣的非医学专业人士的科普读物，详细介绍了与高原有关的保健知识，具有较强的实用性，同时向公众提供了高原医学的实用科学知识。本书从高原的地理概况、气候特征、高原民族文化、饮食文化、高原交通枢纽，以及初上高原需要掌握的基本医学和保健知识的角度，做了较为全面、详细的梳理和介绍，尤其对高原上各种交通工具的使用、高原气候的逐步适应、初上高原发生的不良反应的自我评估和出现严重高原不良反应时的重要解决途径做了较为全面的介绍，希望读者在欣赏高原地区美丽自然风光的同时，能对高原的圣洁美景、特殊气候、自然条件、民族风俗、饮食文化，以及高原医学知识的储备有更多的深入了解。

本丛书大部分的编写人员是来自青海、西藏、重庆等地区从事高原医学基础与临床工作的专家，还有一些在其他地区从事高原医学研究的专家学者，其中不乏中青年博士、少数民族学者，他们本着严谨、科学、负责的态度，为编撰好本丛书付出了大量心血。衷心感谢北京大学医学出版社的责任编辑许立、赵荫、陈奋等老师对本丛书出版所付出的努力。在此向他们致以诚挚的谢意和崇高的敬意。

由于高原医学是一门发展中的新兴学科，对高原特殊环境下的临床与基础研究尚不够深入，再加上编者的专业范围较广，对各专业临床及基础理论的论述，虽各有侧重，但仍难免有重复之处。另外，编者学术理论、临床实践水平有限，书中难免存在不足，恳请广大读者批评指正，以利于我们不断改进和进步。

格日力 教授
青海大学高原医学研究中心
2021 年 5 月

前　言

　　青藏高原是中国最大、世界海拔最高的高原，被称为"世界屋脊"。其辽阔的地域、奇特的自然和人文景观极具诱惑力，越来越为更多的人所瞩目，移居及进入高原地区工作、旅游的人群日益增多，但由于其海拔高、地形复杂、太阳辐射强烈、气候多变、空气干燥稀薄，以及高原低氧等环境因素，使机体损伤、机体适应及高原防护等问题成为广大群众关注的重点。

　　近年来，我国高原医学研究者利用青藏高原独特的地理优势和资源优势，从生理学、病理学、临床医学、流行病学、药物学等多个方面对高原反应的发生、适应机制及治疗进行了广泛探索，并取得了可喜的成绩。我国高原医学研究水平已经达到了国际先进水平，在世界高原医学研究中具有不可替代的学术地位。

　　为了满足广大群众对健康的需求，我们编写了这本《走进高原健康必读》，本书以图文并茂的形式，通俗易懂的语言，从青藏高原特殊的地域特点、高原反应的特征和防治，以及高原健康保健知识等方面进行了详细、生动的解说，内容涵盖日常生活的各个方面、身体器官的功能变化、保健养生常识，以及最新的研究发现。本书编者均为常年从事高原医学研究的科研工作者和临床一线的医务人员，具有丰富的临床经验及专业知识。

　　由于各相关统计数据不断更新，本书中提及的数据仅供参考。高原医学与保健科学知识日益更新，加之编者水平有限，书中不当之处在所难免，恳请读者指正。希望此书的出版，能为更多的人提供帮助，促进健康防护，有利于建设高原、欣赏高原美景！

格日力

2021 年 5 月

目　录

第一章

走进青藏高原，了解青海与西藏

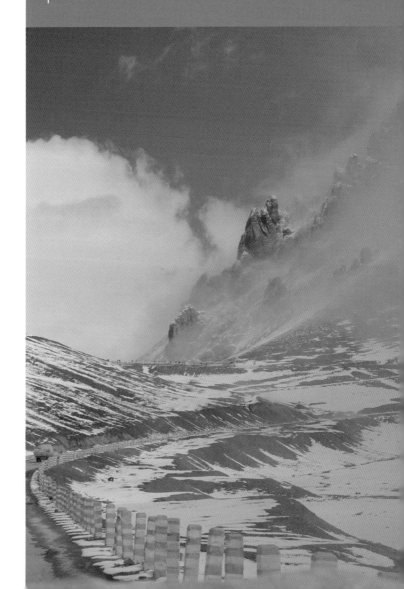

第一节　青藏高原概述

青藏高原（北纬 25°～ 40°，东经 74°～ 104°）是亚洲中部的一个高原地区，它是世界上海拔最高的高原，平均海拔高度在 4000 米以上，有"世界屋脊"和地球"第三极"之称。其边界向东是横断山脉，向南和向西是喜马拉雅山脉，向北是昆仑山脉。包括中国西藏自治区和青海省，新疆维吾尔自治区、甘肃省、四川省、云南省的部分，以及不丹、尼泊尔、印度、巴基斯坦、阿富汗、塔吉克斯坦、吉尔吉斯斯坦的部分或全部，总面积 250 万平方千米，总人口约 1000 万。

青藏高原独特的自然地域单元、地理位置、地质结构、气候特征，独特的生态资源和民族文化，使它在人类生存环境和中华民族的发展中具有十分特殊的地位。

一、高原气候特点

高原气候（plateau climate）是指高原地区所形成的特殊气候环境。

（一）低气压

大气压（P_B）随海拔高度上升而降低，一般情况下，海拔每升高 100 米，P_B 大致降低 7.45 毫米汞柱，而水的沸点则下降 0.33℃。大气压是由组成大气的各种气体成分共同形成的压力，其中由氧产生的压力称为大气氧分压（P_BO_2）。由于 P_BO_2 的大小取决于大气压，因此随海拔高度上升，吸入气氧分压（P_iO_2）和肺泡气氧分压（P_AO_2）也随之降低，肺内气体交换、氧在血液的运输、组织氧的弥散等都将受到影响，从而引起组织、细胞供氧不足，造成机体缺氧。

 小知识 ....

表 1-1　大气压（P_B）、大气氧分压（P_BO_2）、吸入气氧分压（P_iO_2）、肺泡气氧分压（P_AO_2）和动脉血氧饱和度（SaO_2）与海拔高度的关系

海拔高度（km）	P_B（mmHg）	P_BO_2（mmHg）	相当于海平面氧分压（%）	P_iO_2（mmHg）	P_AO_2（mmHg）	SaO_2（%）
0	760	159	100	149	105	95
1	680	140	88	130	90	94
2	600	125	78	115	70	92
3	530	110	69	100	62	90
4	460	98	61	88	50	85
5	405	85	53	75	45	75
6	355	74	46	64	40	70
7	310	65	41	55	35	60
8	270	56	35	46	30	50
9	230	48	30	38	< 25	< 40

注：1 mmHg = 0.133 kPa；mmHg：毫米汞柱；kPa：千帕。

（二）寒冷干燥

气温随海拔高度的升高而降低，即海拔每升高 1000 米气温平均下降 6.5℃。我国青藏高原平均海拔在 4000 米以上，气温较低。

例如青海省西宁地区（海拔 2260 米）年均气温为 6℃左右，可可西里的五道梁（海拔 4640 米）年均气温为 –5.9℃，西藏拉萨地区（海拔 3640 米）年均气温为 5℃，那曲地区（海拔 4520 米）年均气温为 –4.1℃。

高原大部分地区空气稀薄、干燥少云，白天地面接收大量的太阳辐射能量，近地面层的气温上升迅速，晚上地面散热极快，气温急剧下降。因此，高原一天当中的最高气温和最低气温之差很大，有时一日之内，历经寒暑，白天烈日当空，

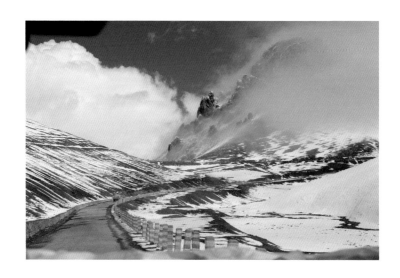

气温可高达 20 ～ 30℃ ，而晚上及清晨气温可降至 0℃以下。

由于高原大气压低，水蒸气压亦低，空气中的水分随着海拔高度的上升而递减，故海拔愈高气候愈干燥。青藏高原年平均相对湿度在 29% ～ 80% ，平均相对湿度不到 50% ，冬季常为零。高原风速大，体表散失的水分明显高于平原，尤以劳动或剧烈活动时呼吸加深加快及出汗水分散失更甚。

由于高原干燥寒冷等因素的影响，使机体水分含量减少，致使呼吸道黏膜和全身皮肤异常干燥，防御能力降低，容易发生咽部不适、干咳、口唇干裂、鼻出血和手足皲裂等。

（三）强紫外线

在高原由于空气稀薄，水汽及尘埃较小，紫外线被大气吸收减少，辐射强度增加。海拔 1500 米以上，每升高 300 米紫

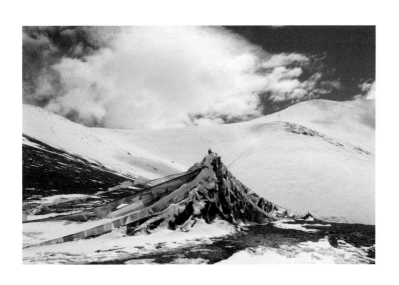

外线强度增加 4%。在海拔 4000 米以上的高原,紫外线强度较平原增加 2.5 倍。

二、水文特点

青藏高原水系可分为长江、黄河、雅鲁藏布江、澜沧江等。高原水文的特点是干旱区域大、降雨少。高大而浑厚的喜马拉雅山脉横卧于青藏高原南缘,阻隔了南来的强大而潮湿的印度洋水汽,对高原上的降水产生巨大的影响,一般年降水量不足 100 毫米。在高原的东南隅,海拔较低,印度洋水汽顺雅鲁藏布江等河谷北上,并向西推进,降水量也由高原东南部向西北部递减。

喜马拉雅山脉、藏东南地区和许多高大山脉地区孕育着众

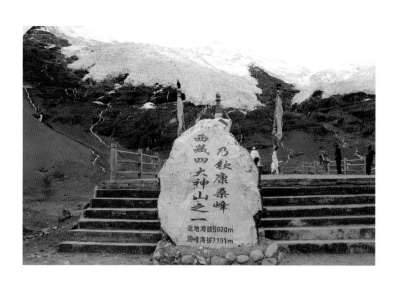

多的现代冰川。青藏高原现代冰川都发育在高原上巨大的各山系中，冰川总面积为 49 162 平方千米，占全国冰川总面积 58 651 平方千米的 83.8%，相当于亚洲山地冰川面积的 40%。

三、风俗习惯及居住特点

居住在青藏高原的居民包括汉族、藏族、蒙古族、回族、土族以及撒拉族等多个民族。每个民族都有其独特的风俗习惯及生活方式。

（一）风俗习惯

青藏高原有着多个民族和不同宗教，各个民族都有本民族的风俗习惯，每个宗教派系都有十分严格的宗教仪规。

藏族由于受宗教影响，有着不同的禁忌风俗，忌食圆蹄牲畜和有爪子的动物，如骡、马、驴、狗、猫、鹰、乌鸦的肉；进帐篷时以男左女右的方式进入，也可以男左女右的顺序就座，坐后不能东倒西歪，腿不能伸向供佛和老年人的方向，供佛的酥油灯上不能接火吸烟或点蜡烛，佛像前必须保持清洁；不能用自己的器具去缸内取水，不能跨越亲人的衣服，不能故意打狗，不能用枪射击秃鹫和老鹰等。

回族和撒拉族受到伊斯兰教教规的影响，禁食猪肉和狗、马、骡、驴等动物的肉及血，凡宰食牲畜，必须请阿訇或清廉长者按教规屠宰，外教人或不清廉的教内人所宰食肉，均视为不洁；禁吸烟、饮酒，倒水要顺手不能反手等。

蒙古族待客十分讲究礼节和规矩。到蒙古族居民家里做客必须敬重主人。进入蒙古包后，要盘腿围着炉灶坐在地毡上，但炉西面是主人的居处，主人不上坐时不得随便坐。主人敬上的奶茶，客人通常是要喝的，不喝有失礼貌；主人请吃奶制品，不要完全拒绝，吃一点也表示礼貌。献哈达也是蒙古族的一项高贵礼节。献哈达时，献者躬身双手托着递给对方，受者亦应躬身双手接过或躬身让献者将哈达挂在脖子上，并表示谢意。

（二）独特的民族特色饮食

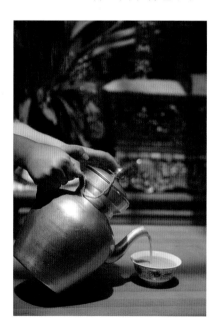

藏族居民的食品具有其独特的民族特色，食品包括有糌粑、酥油茶、牛羊肉、奶渣、乳酪、青稞酒等。蒙古族居民世居草原，保留着以畜牧为主的生产方式，以奶和肉类食品为主，马奶酒、手扒肉、烤羊肉和奶茶是他们日常生活最喜欢的饮料食品和待客佳肴。蒙古族特有的美食，如全羊汤、手抓羊肉、蒙古馅饼、喇嘛糕等。回族饮食以面食为主，小吃丰富，逢年过节炸"油香""馓子"等食品。喜欢吃甜食，所以食品中的甜食很多。以牛羊肉为主要副食。回族居民很爱喝茶，招待客人时，还要在茶里加上冰糖、红枣、桂圆、核桃等。

（三）居住条件

青藏高原广大农牧区居民的房屋建造独具特色。居住在高海拔地区的藏族牧民，一般使用独特的牦牛毛帐篷；藏式毡房有方形、长方形和椭圆形等不同的造型；用牦牛毛编织而成的黑色毡子，也叫黑帐房，帐篷大小不一，较小的一般用两根柱支撑，大的一般呈四方体，由 8 根立柱支撑，帐篷顶部正中留一个可以开合的天窗，打开可以通风、排烟、散热，合盖能防风雨、保暖。牦牛毛帐篷具有结构简单、支架容易、

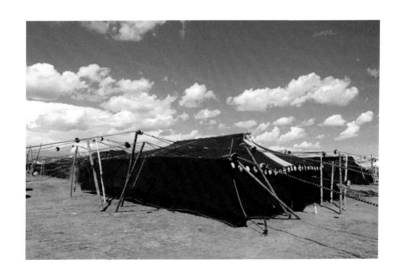

拆装灵活、易于搬迁等特点，而且在材质、色彩上与其他民族牧区毡房有明显的差异，成为青藏高原的独特景观。

青海省海西蒙古族藏族自治州、黄南藏族自治州河南蒙古族自治县等地区居住的蒙古族牧民，一般使用蒙古包。蒙古包呈圆形，有大有小，大者可纳20多人休息，小者也能容10余人。蒙古包的架设很简单，一般是搭建在水草适宜的地方，根据蒙古包的大小先画一个圈，然后按照所画圈的大小搭建。蒙古包看起来外形虽小，但包内使用面积却很大，而且室内空气流通，采光条件好，冬暖夏凉，不怕风吹雨打，建造和搬迁都很方便，非常适合于经常转场放牧的牧民居住和使用。

从20世纪90年代开始，我国党和政府实施牧民定居工程，青藏高原逾百万牧民告别"逐水草而居"的游牧生活，搬进了城镇及周边新房，过上了定居生活。

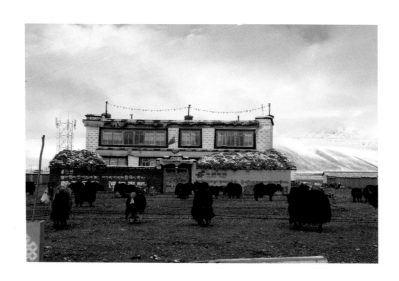

第二节　青海省概述

一、位置境域

　　青海省位于中国西部，雄踞"世界屋脊"青藏高原的东北部，是"世界屋脊"青藏高原上的重要省份之一，简称青，省会为西宁。因境内有国内最大的内陆咸水湖"青海湖"而得名。青海省地理位置介于东经89°35′ ～ 103°04′，北纬31°9′ ～ 39°19′，全省东西长1200多千米，南北宽800多千米，总面积72.23万平方千米，占全国陆地总面积的1/13，面积排在新疆维吾尔自治区、西藏自治区、内蒙古自治区之后，列全国各省、自治区、自辖市的第四位。北部和东部同甘肃省相接，西北部与新疆维吾尔自治区相邻，南部和西南部与西藏自治区毗连，东南部与四川省连接。

　　青海省辖西宁市、海东市2个地级市，玉树藏族自治州、海西蒙古族藏族自治州、海北藏族自治州、海南藏族自治州、黄南藏族自治州、果洛藏族自治州6个民族自治州。青海省有藏族、回族、蒙古族、土族、撒拉族等43个少数民族。

青海省有着"世界屋脊"的美称，是长江、黄河、澜沧江的发源地，被誉为"三江源""江河源头""中华水塔"。

二、气候特征

青海省属于高原大陆性气候，具有气温低、昼夜温差大、降雨少而集中、日照长、太阳辐射强等特点。冬季严寒而漫长，夏季凉爽而短促。各地区气候有明显差异，东部湟水谷地，年平均气温在 2 ～ 9℃，无霜期为 100 ～ 200 天，年降雨量为 250 ～ 550 毫米，主要集中于 7 ～ 9 月，热量、水分条件皆能满足一熟作物的要求。柴达木盆地年平均温度 2 ～ 5℃，年降雨量近 200 毫米，日照长达 3000 小时以上。东北部高山区和青南高原温度低，除祁连山、阿尔金山和江河源头以西的山地外，年降雨量一般在 100 ～ 500 毫米。青海省地处中纬度地带，太阳辐射强度大，光照时间长，年总辐射量每平方厘米可达 690.8 ～ 753.6 千焦，直接辐射量占辐射量的 60%以上，年绝对值超过 418.68 千焦，仅次于西藏自治区，位居中国第二。

青海省气象灾害较多，主要为干旱、冰雹、霜冻、雪灾和大风。2005 年 1 月，国务院批准实施《青海三江源自然保护区生态保护和建设总体规划》，青海省生态环境得到明显改善。近年来，青海省气温升高、降水量增加，气候条件也明显改善。

三、人口

2018 年末，全省常住人口 603.23 万人。按城乡分，城镇常住人口 328.57 万人，占总人口的比重（常住人口城镇化率）为 54.47%，乡村常住人口 274.66 万人，占 45.53%。少数民族人口 287.80 万人，占 47.71%。

青海省的世居少数民族主要有藏族、回族、土族、撒拉族和蒙古族，其中土族和撒拉族为青海省所独有。5 个世居少数民族聚居区均实行区域自治，先后成立了 6 个自治州、7 个自治县，其中有 5 个藏族自治州（玉树、果洛、海南、海北、黄南藏族自治州）、1 个蒙古族藏族自治州（海西蒙古族藏族自治州），1 个土族自治县（互助土族自治县）、1 个撒拉族自治县（循化撒拉族自治县）、2 个回族自治县（化隆、门源回族自治县）、2 个回族土族自治县（民和、大通回族土族自治县）、1 个蒙古族自治县（河南蒙古族自治县）。自治地方面积占全省 72 万平方千米总面积的 98%，区域自治地方的少数民族人口占全省少数民族人口的 81.55%。此外全省还有 28 个民族乡。

四、交通

　　青海省交通日渐便利，航空、铁路、公路四通八达。现有铁路：青藏铁路、兰青铁路。截至2017年底，全省公路通车总里程突破8万千米，基本建成了全省"两横三纵三条路"的主骨架公路网。过境国道有：109国道（北京—拉萨，全线长3325千米）；214国道（西宁—景洪，全线长3256千米）；215国道（红柳园—格尔木，全线长655千米）；227国道（西宁—张掖，全线长338千米）；315国道（西宁—喀什，全线长3063千米）。现有机场：西宁曹家堡机场、格尔木机场、玉树巴塘机场、果洛玛沁机场、祁连机场、德令哈机场、花土沟机场。

五、物产

　　青海省地大物博，土地总面积72万多平方千米，总林木蓄积量3063.57万立方米，人均6.8立方米。可利用草原3333.33万公顷（1公顷＝0.01平方千米），约占全国可利用草场的15%。水资源及水利资源丰富。全省湖泊水面积大于1平方千米的有266个，湖水总面积达1.26万平方千米，地下水资源总量258亿立方米，冰川水储量3705.92亿立方米，年融水量35.8亿立方米，地表水总流量631.4亿立方米。全省有长江、黄河、澜沧江、黑河四大水系，水面积500平方千米以上的河流276条。已探明储量的矿产有60多种，以池盐、石棉、钾盐、镁盐、水晶、硼砂、铅锌等储量大、品位高；石油、铝、铜、铬、钴、镍、铁、芒硝、石膏、自然硫、金等都有一定储量。此外，天然气、煤炭、太阳能、风能资源相当丰富。有经济动物250多种，野骆驼、野牦牛、野驴、藏羚羊、盘羊、白唇鹿、雪豹、黑颈鹤、黑鹳和苏门羚10种为国家一类保护动物。此外二类保护动物20种，三类保护动物9种。现已发现药用植物500多种，尤以大黄、冬虫夏草、羌活、雪莲、贝母等药材为最佳。粮食作物主要有小麦、青稞、蚕豆、豌豆、马铃薯及燕麦、荞麦、莜麦、糜谷、藜麦等。春小麦和青稞种植面积约占粮食作物面积的80%以上。经济作物有油料及少量糖料、烟叶、药材。此外还产蔬菜、瓜果和青饲料。其中民和桃、贵德长把梨、三红苹果以细脆味甜而著称。牧业中主产绵羊、牦牛、河曲马、浩门马、玉树马、黄牛、山羊、驴、骆驼、互助猪等。此外，青海省还出产各种鱼类，如青海湖裸鲤为特色物种。

六、民俗文化

（一）主要节日活动

1. 花儿会　花儿会于每年农历六月举行，"花儿"是流传在甘肃、青海省和宁夏回族自治区广大地区的民歌。"花儿"又称"少年"。男青年唱的叫"少年",女青年唱的称"花儿"。据说,"花儿"至少已有400多年的历史。它内容丰富多彩,形式自由活泼,语言生动形象,曲调高昂优美,具有浓郁的生活气息和乡土特色,深受回、汉、藏、东乡、土、撒拉等民族的喜爱。

2．热贡藏乡六月会　每年的农历六月十五至二十八,在黄南藏族自治州同仁县境内举办,主要活动有:祭神、上口扦、上背扦、跳舞、爬龙杆、打龙鼓,最后是法师"开山"。舞蹈分为3种类型:舞神、舞龙、舞军,场面恢宏壮观,舞姿潇洒粗犷,各村轮流举办,节日盛况空前。

3．那达慕大会　是蒙古族历史悠久的传统节日,每年的7、8月份举行。那达慕,蒙古语是"娱乐"或"游戏"的意思。其内容主要有摔跤、赛马、射箭、赛布鲁、套马、蒙古棋等民族传统项目,有的地方还有田径、拔河、排球、篮球等体育竞赛项目。此外,大会上还有武术、马球、骑马射箭、乘马斩劈、马竞走、乘马技巧运动、摩托车等精彩表演。

4．土乡纳顿会　农历七月十二至九月十五,在民和县最南部的三川地区举办。"纳顿"土族语为"玩"的意思。节日期间,数十里的川道沉浸在欢乐之中,到处彩旗飘动,鼓乐喧天。人们穿上最好的服装从下川到上川,扶老携幼,探亲访友,畅谈丰收的喜悦和对来年美好生活的祝愿。

5．穆斯林圣纪节　伊斯兰教历的 3 月 12 日在当地清真寺举行，节日当天穆斯林集会举行纪念活动，诵经、赞主赞圣，宣讲穆圣传教历史和圣训以及个人生平事迹等。还要宰牛羊集体设宴庆贺，表示对穆圣的缅怀。

6．穆斯林开斋节　伊斯兰教历 10 月 1 日在当地清真寺举行，节日早晨人们沐浴、盛装，喜气洋洋地赴寺参加会礼，并按规定交纳开斋捐，借以完善全月斋功，周济贫穷，共度佳节。会礼结束时，互道"色兰（目）"，表示节日祝贺，并依礼俗宴请宾客，互赠节日食品。

7．穆斯林古尔邦节　伊斯兰教历的 12 月 10 日在当地清真寺举行，过节前，家家户户都把房舍打扫得干干净净，精制节日糕点。节日清晨，穆斯林要沐浴馨香，严整衣冠，到清真寺去参加会礼。

（二）当地特色艺术品

1．酥油花　酥油花是一种用酥油（黄油）塑形像物的特殊技艺，为"塔尔寺艺术三绝"（酥油花、壁画、堆绣）之一。每年春节前，酥油花艺人便将纯净的白酥油，揉以各色石质矿物染料，塑造成各种佛像、人物、花卉、树木、飞禽、走兽，有的还组成宗教故事、人间生活及神话故事等。每年正月十五，皓月升起，华灯初放，塔尔寺便迎来一年一度的元宵酥油花灯节，人们做花、赏花，祈求吉祥平安，几百年来从未中止。

2．唐卡　唐卡也叫唐嘎、唐喀，系藏文音译，指用彩缎装裱后悬挂供奉的宗教卷轴画。唐卡是藏族文化中一种独具特色的绘画艺术形式，题材内容涉及藏族的历史、文化和社会生活等诸多领域，堪称藏民族的百科全书。唐卡的绘制极为复杂，用料极其考究，颜料全为天然矿植物原料，色泽艳丽，经久不退，具有浓郁的雪域风格。

3．堆绣　堆绣是一种别开生面的寺院文化艺术，是用各色棉布、绸、缎剪成所设计的各种图案形状，精心堆贴成一个完整的画面，然后用彩线绣制而成。其工序有图案设计、剪裁、堆贴、绣制，个别图案部分上色等，以堆贴为主，绣制为辅。堆绣分平剪堆绣和立体堆绣两种。

（三）饮食风俗

1．汉族饮食风俗　汉族的传统主食是白面制品，有馒头、饺子、面条、烙饼、酿皮等各种花样，口味偏酸辣。最有特色的是当地的揪面片。揪面片的前几道工序和面、饧面、捽条儿同抻面极相似。拉成一定长度的宽条，缠在手臂上，揪出大小、厚度均匀的面片。羊肉面片风味足，食后令人难忘。

2．藏族饮食风俗　青海省藏族居民大多聚居在海南藏族自治州、黄南藏族自治州、海北藏族自治州、海西蒙古族藏族自治州、果洛藏族自治州、玉树藏族自治州。藏族的食物主要是牦牛奶、牛羊肉、糌粑等。食品的花样虽不算多，却有独特的民族风味。

 小知识 ···

　　青海藏区居民烹食肉食的方法比较单一，主要是白煮。煮肉十分讲究火候，通常是将带骨头的大块肉投入锅中，用旺火煮开，滚沸一阵儿，捞出来就可以食用了。这种半熟的开锅肉，肉中见血，但吃起来鲜嫩不腻，越吃越香。因为大块肉要用手抓着吃，所以当地把这种肉叫做"手抓"。

　　在青海藏区，牛奶通常用来煮奶茶、制酥油和做酸奶。色泽金黄的酥油，是从牛奶中提炼出来的；炒面，是用青稞炒熟后磨成粉。糌粑即酥油炒面，是藏区独有的风味食品。碗里放几片酥油，冲入茶水，加进炒面，再加一些干酪，用中指将炒面向碗底轻捣，以免茶水溢出碗外，然后转动着碗，并用手指紧贴着碗边，把炒面压入茶水中，待炒面、干酪、茶水、酥油拌匀时，就可以进食了。

　　3. 回族饮食风俗　回族平日早餐是清茶、奶茶、馍馍，炒菜有粉条、洋芋、酸菜和花菜；午餐是馍馍、各种炒菜或者煮肉、盖碗茶（放有冰糖等）；晚餐经常是旗花面（放有洋芋、萝卜、酸菜、葱）、寸寸面、杂面巴烙、长面、豆面搅团、豆面散饭、羊肉面片、拉面、臊子面、扁食（饺子）。回族人喜饮茶，茶具多是细瓷，很讲究。不饮酒。

4．撒拉族饮食风俗　撒拉族是我国少数民族中人口较少的民族之一，有 87 000 多人，绝大多数聚居在青海省循化撒拉族自治县境内，其余分布在邻近的化隆回族自治县的甘都乡和甘肃省临夏回族自治州的一些地区。青海省西宁市和祁连、乌兰、贵德、同仁、兴海等县及新疆的一些地方，也有少量撒拉族人居住。

撒拉族食用的粮食主要是小麦、青稞、荞麦。通常的吃法是做成馍馍、面条、散饭和搅团。散饭和搅团的做法，都是在沸水中撒面粉，搅成糊，只是搅团较稠些。吃搅团时，一般要另备汤菜和蒜、辣椒等调味料。每到农历六月，当青稞临近收割时吃"麦索儿"（即"吃青"）。方法是将青稞穗头剪下，捆成小捆，用柴草火烤熟。然后搓出青稞仁即可食，也叫"焜青稞"。若将煮熟的麦仁磨成细粉，装进碗，浇上熟菜油，拌入蒜泥、油泼辣子、盐等，再配上菠菜等青菜，便成为"麦索儿"。面条制成雀舌状，极滑口。油香、馓子、焜锅饼、油搅团（以油拌面制成）也是撒拉族爱吃的面食。撒拉族仍保留着牧民的许多饮食习俗，爱吃羊肉，尤其是手抓羊肉和羊肉火锅，还喜食酸奶，嗜好茯茶、麦茶和奶茶。

5．土族饮食风俗　土族大多聚居在青海省互助土族自治县和民和回族土族自治县、大通回族土族自治县。

土族人的祖先在青海东部地区定居下来后，最初以经营畜牧业为主，主要食物是肉类和乳品；后转以农业生产为主，改为以吃粮食为主，但仍保留了许多畜牧业时代的饮食风俗，如喜食羊肉和乳品。馍馍、面条等制法同汉族一样。土族还有自己一些较奇特的食品，如"沓呼日""哈流"和"哈力海"等。"沓呼日"是在麦面中加清油、盐水和匀，做成圆饼，放在烤热的灶膛中烤熟后，表面焦黄，里面像蜂窝，吃起来酥脆可口。"哈流"是在麦面中加清油、葱花搅拌成油团，放在锅里，用文火烙熟，特点是酥香。"哈力海"是取嫩荨麻叶与青稞面搅拌成面糊糊，再加清油、葱花等煮熟后，摊放在用清油煎炸的薄煎饼上，将煎饼卷紧食用。

七、旅游景点

（一）青海湖

青海湖又名"措温布"，即藏语"青色的海"之意，位于青海省西北部的青海湖盆地内，是我国第一大内陆湖泊，也是我国最大的咸水湖，青海湖景区是国家 5A 级自然景区。青海湖地处高原，7、8 月份日平均气温只有 15℃ 左右，此时是

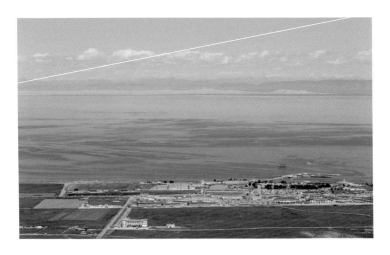

图 1-1　青海湖（江万青／摄）

青海湖最美之时，环湖千亩油菜花竞相绽放，碧波万顷的湛蓝外围散布着金灿灿的亮黄，高山牧场的野花五彩缤纷，如绸似锦，数不尽的牛羊膘肥体壮，点缀其间（图 1-1）。

（二）茶卡盐湖

茶卡盐湖位于青海省乌兰县境内，是一座 3000 多年的盐场，湖水含盐量很大，自然结晶成为一片白色的湖面，将天空、云朵和对岸的山都倒映在湖里，非常漂亮。游客还可以赤脚走到湖面上观看和拍摄自己的倒影，好像"天空之镜"。景区里不仅有众多的盐雕可以观赏，还可以乘坐小火车，到盐湖的深处观光（图 1-2）。

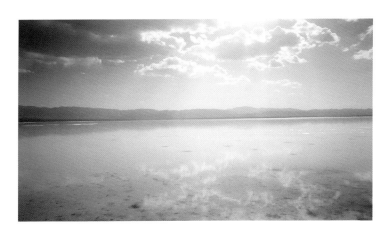

图 1-2　茶卡盐湖（韩军 / 摄）

（三）门源油菜花

门源县的油菜花西起青石嘴、东到玉隆滩、北到与甘肃交界的冷龙岭、南到大坂山，绵延近百千米，放眼望去，整个油菜花田犹如金黄色的大海一眼望不到头，在高原的蓝天白云和雪山的映衬下，展现出大西北独特的风景（图 1-3）。

（四）塔尔寺

塔尔寺位于青海省西宁市湟中区鲁沙尔镇西南隅的莲花山坳中，是我国藏传佛教格鲁派（俗称黄教）创始人宗喀巴大师的诞生地，是藏区黄教六大寺院之一，也是青海省首屈一指的名胜古迹和全国重点文物保护单位（图 1-4）。栩栩如生的酥油花、绚丽多彩的壁画和色彩绚烂的堆绣被誉为"塔尔

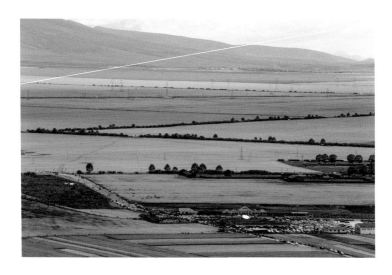

图 1-3　门源油菜花（江万青／摄）

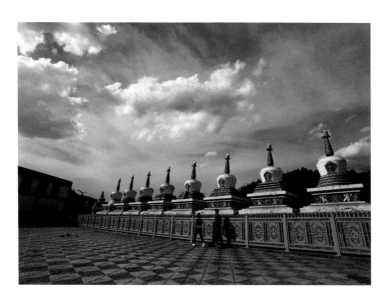

图 1-4　塔尔寺（江万青／摄）

寺艺术三绝"，寺内还珍藏了许多佛教典籍和历史、文学、哲学、医药、立法等方面的学术专著。

（五）黑马河

黑马河位于西宁以西约 220 千米处的青海湖边上，是青海湖环湖西路的起点，黑马河至鸟岛路段被誉为青海湖最美的路段，秋天的黑马河是观看青海湖日出的最佳地点之一。

（六）卓尔山

卓尔山是祁连山的一条支脉，呈现丘陵状的草原风光，而其本身地貌又属于丹霞地貌，山体裸露的地方都是赤红的砂岩，与碧绿的草原层叠交错，非常漂亮。加上山脉两侧的林海、油菜花、村庄、县城，景色层次感很强，6 ~ 8 月时的草原翠绿欲滴，金灿灿的油菜花海雄浑壮阔，也是摄影师们的最爱（图 1-5）。

（七）日月山

日月山是进入青藏高原的必经之地，故有"西海屏风""草原门户"之称（图 1-6）。据说文成公主怀揣宝镜，登峰东望，不见长安故乡，悲从心起，空镜下滑坠地，一半化为金日，一半化为银月，日月交相辉映，照亮她西去的征程。站在山顶，向东眺望，一派田园风情；向西看，碧波荡漾的青海湖，海心山明丽动人，与田园秀色迥然不同。

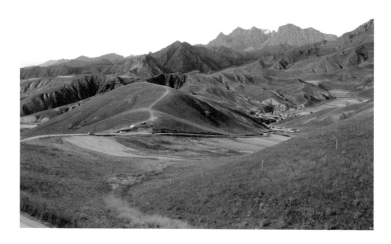

图 1-5　卓尔山（江万青 / 摄）

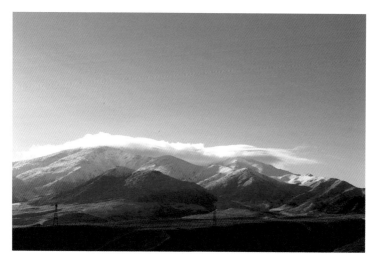

图 1-6　日月山（江万青 / 摄）

（八）坎布拉国家森林公园

坎布拉国家森林公园位于青海省黄南藏族自治州尖扎县境内，是由红色砂砾岩构成的丹霞地貌。奇峰、方山、洞穴、峭壁为主要地貌特征。山体如柱如塔、似壁似堡、似人如兽，形态各异。各种造型栩栩如生，形态千奇百怪，有鬼斧神工之妙。

（九）祁连山草原

祁连山山脉平均海拔在 4000 ～ 5000 米，高山积雪形成的颀长而宽阔的冰川地貌奇丽壮观。祁连山草原的代表大马营草原在焉支山和祁连山之间的盆地中（图 1-7）。每年 7、8 月

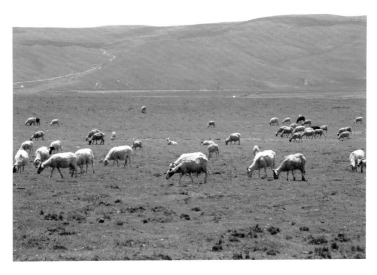

图 1-7　祁连山草原（张广梅 / 摄）

间，与草原相接的祁连山依旧银装素裹，而草原上却绿草如茵，马、牛、羊群点缀其中。

（十）金银滩草原

金银滩草原位于青海省海北藏族自治州海晏县境内。拥有著名的金滩、银滩大草原，是歌曲《在那遥远的地方》的诞生地，这里牧草肥美、牛羊肥壮、鲜花盛开、百鸟飞翔，人们以"金银遍地"来形容这片美丽而富饶的土地，故得名"金银滩"。

第三节　西藏自治区概述

西藏自治区位于中国青藏高原西南部，古称"蕃"，简称"藏"，首府拉萨市，是中国五个少数民族自治区之一。

一、位置境域

西藏自治区位于中国西南部，地跨北纬 26°50′～36°53′、东经 78°25′～99°06′，面积 122 万多平方千米，约占中国陆地总面积的 1/8，在中国各省、自治区、直辖市中，仅次于新疆维吾尔自治区，位居第二。北面与新疆维吾尔自治区、青海省相邻，东面和东南面分别同四川省、云南省连接；南部与西部自东而西与缅甸、印度、不丹、尼泊尔等国以及克什米尔地区毗邻，国境线长约 3842 千米。是中国西南边陲的重要门户，无出海口。西藏自治区现辖拉萨、日喀则、昌都、林芝、山南、那曲 6 个地级市，阿里 1 个地区。

二、气候特征

西藏自治区的气候，由于地形、地貌和大气环流的影响，独特而且复杂多样。气候总体上具有西北严寒干燥，东南温暖湿润的特点。气候类型也因此自东南向西北依次有：热带、亚热带、高原温带、高原亚寒带、高原寒带等各种类型。在藏东南和喜马拉雅山南坡高山峡谷地区，由于地势逐次升高，气温逐渐下降，气候发生从热带或亚热带气候到温带、寒温带和寒带气候的垂直变化。

在冬季西风和夏季西南季风的交替控制下，西藏旱季和雨季非常明显，一般每年 10 月至翌年 4 月为旱季；5 ~ 9 月为雨季，雨量一般占全年降水量的 90% 左右。各地降水量严重不均，年降水量自东南低地的 5000 毫米，逐渐向西北递减到50 毫米。

藏南和藏北气候差异很大。藏南谷地受印度洋暖湿气流的影响，温和多雨，年平均气温 8℃，最低月均气温 −16℃，最高月均气温 16℃以上。藏北高原为典型的大陆性气候，年平均气温 0℃以下，冰冻期长达半年，温度最高的 7 月不超过10℃，6 ～ 8 月较温暖，雨季多夜雨，冬春多大风。仅就气候而论，到西藏旅游，3 ～ 10 月较为适宜，其中 6 ～ 9 月为最佳时节。

西藏是中国太阳辐射能最多的地方，比同纬度的平原地区多 1/3 ～ 1 倍；日照时间也是全国最长的。

与中国内地相比，西藏多数地区气温偏低，拉萨、日喀则的年平均气温比相近纬度的重庆、武汉、上海低 10 ～ 15℃。阿里地区海拔 5000 米以上的地方，盛夏 8 月白天气温仅为10℃左右，夜间气温甚至会降至 0℃以下。

根据特殊的自然地理因素，西藏自治区将职工的周工作时间规定为 35 小时，比全国法定工作时间少 5 小时。在执行全国性法定节假日的基础上，西藏自治区自治机关还将"藏历新年""雪顿节"等藏族的传统节日列入自治区的节假日。这一决定保证了广大藏族人民能够享受丰富多彩的传统节日。

三、人口

西藏自治区 2018 年末常住人口 343.82 万，其中藏族和其他少数民族人口占 91.83%。

西藏自治区是中国实行民族区域自治的五个省级自治地方之一，是一个以藏族为主体的民族自治地方。在西藏自治区，除藏族外，还有汉、回、门巴、珞巴、纳西、怒、独龙等十几个民族同胞世代居住，并建立有门巴、珞巴、纳西等民族乡。

四、交通

公路：青藏公路，是世界上海拔最高、线路最长的柏油公路，全年畅通，是我国四条进藏公路中唯一有客运班车营运的线路，也是通往西藏路程最短、路况最好且最安全的公路。从青海西宁市，经茶卡、都兰、格尔木到拉萨，全长 1937 千米，全线平均海拔在 4000 米以上，其中包括海拔 4837 米的唐古拉山口。新藏公路，从新疆叶城到西藏日喀则市拉孜县查务乡，全长 2140 千米，大部分公路处于无人区内。川藏公路，始于四川成都，经雅安、康定，在新都桥分为南北两线，南北两线间有昌都至邦达的公路（169 千米）相连。滇藏公路，从云南省景洪市出发，经香格里拉、西藏芒康县，全长 1930 千米。中尼公路，从尼泊尔的加德满都出发，经樟木友谊桥，进入西藏聂拉木县，过西藏第二大城市日喀则市，到达西藏自治区首府拉萨，全长 2415 千米。

铁路：青藏铁路已于 2006 年 7 月 1 日 9：00 时全线通车；拉日铁路已于 2014 年 8 月 15 日正式开通运营，拉萨至珠峰之间实现一日通达。

航空：西藏自治区内现已开通航班的机场有拉萨贡嘎国际机场、昌都邦达机场、林芝米林机场、阿里昆莎机场、日喀则和平机场。

五、物产

西藏自治区是中国湖泊最多的地区，湖泊总面积约 2.38 万平方千米，约占全国湖泊总面积的 30%。1500 多个大小不一、景致各异的湖泊错落镶嵌于群山莽原之间，其中面积超过 1000 平方千米的有纳木错、色林错和扎日南木错；超过 100 平方千米的湖泊有 47 个。西藏自治区湖泊类型多样，几乎包含了中国湖泊的所有特征。区属湖泊中，淡水湖少，咸水湖多，初步查明的各类盐湖大约有 251 个，总面积约 8000 平方千米，盐湖的周围多有丰饶的牧场，也是多种珍贵野生动物经常成群结队出没之地。

在西藏，许多湖泊都被赋予宗教意义。纳木错、玛旁雍错、羊卓雍错（图 1-8），被并称为西藏的三大"圣湖"。此外，还包括在藏传佛教活佛转世制度中具有特殊地位的拉姆拉错湖、地处藏北的著名神湖当惹雍错、位于安多县的热振活佛"魂湖"——错纳湖等。

西藏自治区已发现 101 种矿产资源，已探明储量的有 41

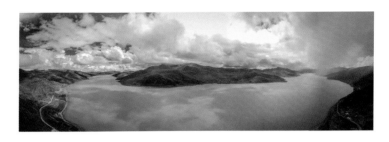

图 1-8　羊卓雍错（Zero / 摄）

种，勘查矿床 100 余处，发现矿点 2000 余处，已开发利用的矿种有 22 种。西藏优势矿种有铜、铬、硼、锂、铅、锌、金、锑、铁，以及地热、矿泉水等，部分矿产在全国占重要地位，矿产资源潜在价值万亿元以上。矿产资源储量居全国前 5 位的有铬、工艺水晶、刚玉、高温地热、铜、高岭土、菱镁矿、硼、自然硫、云母、砷、矿泉水等 12 种。

西藏自治区土地资源丰富，总面积 122 万多平方千米，其中牧草地 6500 平方千米（65 万公顷）；耕地集中分布在藏南河谷及河谷盆地中，东部和东南部也有少量分布，总面积达 3600 平方千米（36 万公顷）。西藏土地资源的最大特点是未利用土地多，占土地总面积的 30.71%，可利用潜力很大。西藏天然草地面积超过内蒙古和新疆，位居全国第一，是中国主要的牧区之一。

西藏自治区已发现野生哺乳动物 142 种，鸟类 488 种，爬行类动物 56 种，两栖类动物 45 种，鱼类 68 种。野生脊椎动物共计 799 种，构成了西藏的动物资源优势。在这些动物中，野驴、野牦牛、马鹿、白唇鹿、黑颈鹤、小熊猫等 123 种被列为国家重点保护动物，占全国重点保护动物的 1/3 以上。其中滇金丝猴、孟加拉虎、雪豹、西藏野驴、野牦牛、羚牛等 45 种野生脊椎动物是濒危灭绝或西藏特有的珍稀保护动物。在海拔 3000 ～ 4000 米的喜马拉雅山麓，偶尔可以见到国家一级保护动物"喜马拉雅塔尔羊"。

西藏自治区能源资源主要有水能、太阳能、地热能、风能等可再生能源。水能资源理论蕴藏量为 2 亿千瓦，约占全国的 30%，居中国首位。西藏是中国地热活动最强烈的地区。各种地热显示点有 1000 多处。初步估算，西藏地热总热流量为每秒 55 万千卡，年流量总热量相当于烧 240 万吨标准煤放出的热量。西藏最著名的羊八井热田是中国最大的高温湿蒸汽热田，热水温度为 93 ～ 172℃，已开发为地热电站和重要旅游景点。西藏自治区太阳能资源居全国首位，是世界上太阳能最丰富的地区之一。这里阳光直射比例大，年际变化小，大部分地区年日照时间达 3100 ～ 3400 小时，平均每天 9 小时左右。西藏有两条风带，推测年风能储量 930 亿千瓦时，居全国第七位。2005 年，地质勘探部门在藏北西部探明含油气远景资源量为 1 亿至 1.5 亿吨的中型油田。

六、民俗文化

（一）主要节日活动

1. 藏历新年　藏历正月初一（公历 2 月或 3 月）是藏历新年，藏语叫"洛萨"，相当于汉族的春节，是藏族最隆重的节日。除夕夜，人们举行驱鬼仪式，全家食用象征圆满的新年面块。新年那天，人们穿上新衣，载舞狂欢，或到亲戚朋友家里做客，开怀畅饮，互敬青稞酒，互献"切玛"，互祝在新的一年吉祥如意。庆祝活动从初一持续到初十左右。主要的活动如朝佛、传昭法会等都集中在大昭寺。

2. 酥油花灯会　藏历正月十五在大昭寺、八廓街举行。届时，各寺庙的喇嘛及民间艺人，用五彩酥油捏塑成各式各样的酥油花，挂在大昭寺两边事先搭好的花架上，夜幕降临，酥油灯点燃之后，如群星璀璨。整条八廓街闪闪烁烁，一片辉煌。

3. 拉萨雪顿节　藏历七月一日（公历 8 月）在哲蚌寺、罗布林卡举行。雪顿意为"酸奶宴"，节日期间各地各流派藏戏艺术家汇聚拉萨罗布林卡表演比赛，持续数天。哲蚌寺则会举行一年一度的大型晒佛仪式。早上 8 点钟，哲蚌寺背后的半山腰上，在第一缕曙光的辉映下，伴着凝重、庄严的法号声，一幅 500 平方米用五彩丝绸织就的巨大释迦牟尼像徐徐展露出祥和的容颜，数万名信徒和深受感染的游客无不双手合十，顶礼膜拜。藏戏演出为另一重头戏。从雪顿节的第二天开始，在罗布林卡、布达拉宫对面的龙王潭公园内，藏戏队伍每天不停歇地从上午11点一直唱到暮色降临。藏戏的故事有《诺桑法王》《文成公主》等，其高亢动人的唱腔、抑扬顿挫的独白、神奇瑰丽的脸谱、古朴肃穆的服饰、优美动人的舞姿，历经600余年的洗练，散发出一种浑然天成、底蕴丰厚的独特魅力。

4．燃灯节　在藏历十月二十五日（公历11月或12月）举行。这天是格鲁派创始人宗喀巴的成道日，家家户户在房顶、窗台点燃酥油灯，念经歌颂，以示纪念。

5．望果节　望果节是藏族人民渴望丰收的节日，于秋收前择日举行。届时，人们身穿各色新装，打着彩旗，带着美好的祝愿，用哈达缠着的青稞、麦穗做成丰收塔，敲锣打鼓，唱着颂歌，绕地头转圈，祈求丰收，然后进行骑马比赛。

6．沐浴节　沐浴节是藏族特有的传统节日，已经有几百年的历史。七月的沐浴节要进行五六天，被人们称为最佳的沐浴时间。沐浴节期间，很多人都来到拉萨河畔，洗去长久的疲劳和凡尘。

7．仙女节　藏历十月十五日，又名"天母节"，藏语叫"白来日追"，是藏族的传统民俗节日。每到这天，会有来自各地的成千上万的藏族信教群众手捧哈达、青稞酒，向安置在大昭寺外院天井中的护法主尊文武吉祥天母和松赞干布像敬奉朝拜。而在拉萨，仙女节已经演变成藏族妇女的节日。她们会早起梳妆打扮好去八廓街煨桑祈祷，并前往大昭寺为女神敬献哈达，许下心愿。她们还可以在这天向男性提出各种要求，如要钱、请吃饭等，可以说是有求必应。

8．萨嘎达瓦节　藏历四月十五日，相传佛祖释迦牟尼降生、成道、圆寂都是在四月十五日，因此在西藏是个绝对特殊的日子。这天除了要举行各种纪念活动外，最有意思的是大家都要出来布施，有的人要，有的人给，大家都集中在一条街道上，热闹有趣。充分体现了藏族人的慷慨。

（二）当地特色艺术品

1．藏族服饰（图1-9）　充满藏族风情的手工服饰，漂亮的手工制作的衣服，异域风情的头饰、手链都受到爱美人士的喜爱。

2．面具（图1-10）　喜欢搞怪的您可不要错过西藏的面具，这里有各种各样搞怪的面具，有藏戏面具、跳神面具。

3．木刻版画　小小的木刻版画，上面承载着西藏古老的文化，有着悠

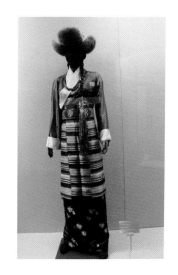

图 1-9　藏族服饰

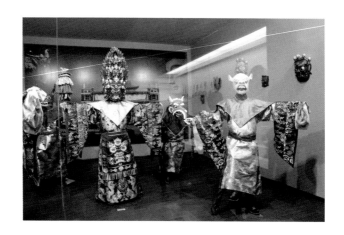

图 1-10　面具

久发展历史，古朴典雅的风格体现出藏族人民独具特色的创造力与艺术想象力。

4. 酥油花　酥油花是一种酥油雕刻艺术，经过繁杂工序的层层加工，有着很深刻的寓意，它象征着藏族人民对自己民族文化艺术的热爱，对佛教的虔诚信仰。

5. 唐卡（图 1-11）　是一种带有浓郁西藏风情的卷轴画，大部分是佛像，也有一些花鸟、山水画和医学、天文学方面的挂图式唐卡，式样有布画彩绘的，有织锦、刺绣和贴花的。唐卡表现题材广泛，除宗教外还包括大量的历史和民俗内容，所以唐卡又被称作是了解西藏的"百科全书"，具有鲜明的民族特点、浓郁的宗教色彩的独特的艺术风格，历来被人们视为珍宝。

6. 藏毯　藏毯的做工精湛，是西藏传统手工工艺品，款

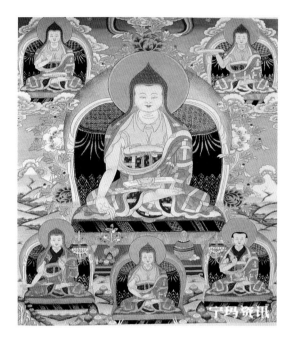

图 1-11　唐卡

式有地毯、挂毯、卡垫及各种饰物，美观大方，加之浓厚的民族色彩图案，具有很高的欣赏价值，不仅在中国，在国际上也有很高的声望，是世界三大名毯之一。

（三）饮食风俗

藏族有着自己独特的食品结构和饮食习惯，其中酥油、茶叶、糌粑、牛羊肉被称为西藏饮食的"四宝"，此外，还有青稞酒和各式奶制品。

1. 糌粑　糌粑是用青稞炒熟后磨成的细炒面，食用时把糌粑放入碗里，加上酥油和茶、水，用手捏成团即可食用。

也可做成稀饭喝。糌粑除了有特殊的香味外，还特别适合西藏高原的游牧生活，藏族人民外出都是将糌粑和黄油糅合在一起装在特制的袋子里带在身上，需要食用时只要有水即可食用，即使没有水也可以干吃。糌粑味香、质纯、营养丰富且食用方便。

2．酥油（黄油）　酥油即通常所说的黄油，是从牛羊奶中提搅出来的一种奶油，营养价值很高，呈黄色或白黄色。酥油是藏族食品中不可缺少的一种油料，它不仅使糌粑和酥油茶更加香喷喷，而且也是点燃西藏几千座寺院中供灯的主要燃料。

3．酥油茶　酥油茶是藏族人民日常生活所必需的一种饮料，也是藏族人民待客、礼仪、祭祀等活动不可或缺的用品，由酥油、茶和食盐三种原料做成。喝酥油茶时还有一套喝茶的规矩。客人坐好后，主人取出茶碗端放在其面前，恭敬地将酥油茶斟上。倒茶前将茶壶轻轻晃荡数下，意将壶里的茶搅均匀。饮茶不能太急，不要一口喝干，且不能发出响声。主人会把客人的茶碗总是添得满满的，以表示礼貌。如果自己不想喝了，就摆着不要动，等告别时，一饮而尽，这样才符合当地饮茶习惯。

4．藏餐　藏餐是中国餐饮系列中的流派之一，历史悠久，品种丰富。藏餐分为主食、菜肴、汤三大类。藏餐的口味讲究清淡、平和，很多菜品，除了盐和葱蒜，一般不放辛辣的调料。在食肉方面，藏族禁忌较多。一般只吃牛羊肉，不吃马、驴、骡肉，尤忌吃狗肉。

5.青稞酒　西藏的青稞酒是用青稞直接酿成的，是喜庆节日所必备的。藏族饮酒的礼仪和习俗比较丰富，每酿新酒，必先以"酒新"敬神，然后依循"长幼有序"的古训首先向家中的长辈敬酒，其后家人才能畅饮。在节日、婚庆或众人聚会场合，饮酒一般是先向德高望重的长者敬献，然后按顺时针方向依次敬酒。敬酒者一般应用双手捧酒杯举过头顶，敬献给受酒者，特别对长者更是如此。而受酒者先双手接过酒杯，然后用左手托住，再用右手的无名指轻轻地蘸上杯中的酒，向空中弹一下，如此反复三次，表示对天、地、神的敬奉和对佛法僧三宝的祈祝，有时口中还要轻声念出吉祥的祝词，然后再饮。

（四）献哈达

献哈达是藏族人民日常交往中常见的一种礼仪，常在觐见佛像、建房竖柱、认错请罪、拜会尊长、送别迎亲、馈赠亲友时使用，表示敬意、祝贺，表达纯洁、诚挚之心。哈达有蓝、白、黄、绿、红五种颜色，最常见的为白色哈达，象征纯洁、吉利。哈达一般用丝绸做成。五彩哈达是最为隆重的礼物，是献给菩萨和迎亲做彩礼用的特定礼物。送接哈达有讲究：晚辈向长辈或高僧活佛敬献哈达，要微微躬身，双手捧着献于手上或置座前桌上，献后后退数步方能转身离去，以示尊敬。长辈给晚辈赠送哈达可直接挂在对方颈上。平辈献哈达只需献于手上。接受哈达者，身体要微微前倾，恭敬地用双手接过，然后举过头顶挂在自己颈上，以示谢意。有事求人则要到他人家献哈达，将哈达献于主人家神龛前，对方应允留下哈达，不应允则当面退还。向对立的一方献哈达，对方接受了哈达，意味着有可能化干戈为玉帛。

七、旅游景点

（一）冈仁波齐

冈仁波齐坐落在西藏阿里地区，海拔 6638 米，是冈底斯山脉的主峰之一，它是世界公认的神山，藏区四大神山之首。每年都有大批来自我国西藏各地和印度的朝圣者前来转山。

（二）布达拉宫

坐落于拉萨市中心的红山之上，藏语意为"第二普陀山"，最初是藏王松赞干布所建，后由五世达赖喇嘛重建，并经过多次扩建达到了今日的规模。历史上布达拉宫是历代达赖喇嘛的冬宫居所，也是西藏政教合一的中心。宫中还收藏了无数珍宝，堪称是一座艺术殿堂（图 1-12）。

（三）大昭寺

大昭寺又名祖拉康、觉康，位于拉萨老城区中心（图

1-13）。始建于贞观二十一年（647年），是藏王松赞干布为纪念尼泊尔尺尊公主入藏而建，后经历代修缮增建，形成庞大的建筑群。大昭寺在藏传佛教中拥有至高无上的地位，是西藏现存最辉煌的吐蕃时期的建筑，也是西藏最早的土木结构建筑，并且开创了藏式平川式的寺庙布局。经历代多次整修、

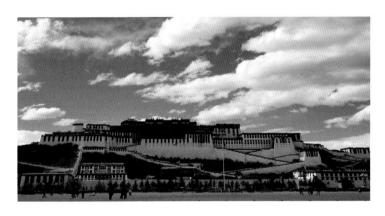

图 1-12　布达拉宫（赵建生 / 摄）

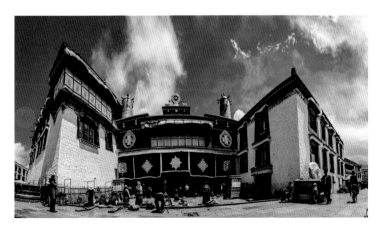

图 1-13　大昭寺（Zero / 摄）

增拓，遂形成了如今占地 25 100 余平方米的宏伟规模。2000 年 11 月，联合国教科文组织将大昭寺作为布达拉宫的扩展项目列入世界遗产名录，成为世界文化遗产。

（四）罗布林卡

位于西藏拉萨西郊，藏语意为"宝贝公园"，是历代达赖喇嘛的夏宫。全园占地 36 万平方米，建筑以格桑颇章为主体，有房 374 间，是西藏人造园林中规模最大、风景最佳、古迹最多的园林。

（五）扎什伦布寺

扎什伦布寺是西藏最大的寺庙之一，位于西藏日喀则的尼色日山下。与拉萨的哲蚌寺、色拉寺和甘丹寺以及青海的塔尔寺和甘肃南部的拉卜楞寺并列为格鲁派的六大寺庙。金碧辉煌的扎什伦布寺给人以深刻的印象，建筑结构也深刻影响了其他藏传佛教建筑。

（六）珠穆朗玛峰

珠穆朗玛峰坐落在日喀则市定日县，中国和尼泊尔的边境线上，是世界最高峰，海拔 8848.86 米。藏语"珠穆朗玛"是"大地之母"的意思，因此珠穆朗玛峰又被称为圣母峰。

（七）古格王朝遗址

在西藏阿里地区扎达县的一座 300 米高的土山上，耸立着雄伟的城垣和宫殿，是著名的古格王朝的遗址。公元 9 世纪，吐蕃王朝的末代国王达玛死后，王室内部发生了争夺王位的激烈斗争，王族后裔西逃阿里，建立了名震一时的古格王朝。直至 17 世纪，战乱和环境变化，古格王朝就此灭亡，偌大的王国从此一片寂静，但那些恢弘的遗迹和精美的壁画却依然震慑人心。

（八）纳木错

西藏三大圣湖之一，同时也是西藏最大的湖泊，藏语意为"天湖"，是中国最美的湖泊之一（图 1-14）。每逢藏历羊年，

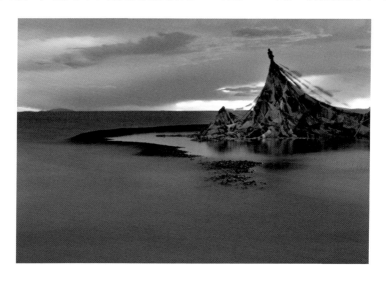

图 1-14　纳木错（Zero / 摄）

无数朝圣者不远千里来参加纳木错的转湖节。这里也是来西藏旅行者不可错过的必到景点，站在纳木错湖边，整个灵魂仿佛被纯净的湖水所洗涤。

（九）羊卓雍错

羊卓雍错与纳木错、玛旁雍错并称西藏三大圣湖，位于西藏山南市浪卡子县，藏语意思为"碧玉湖"，景色之美，冠绝藏南（图 1-15）。

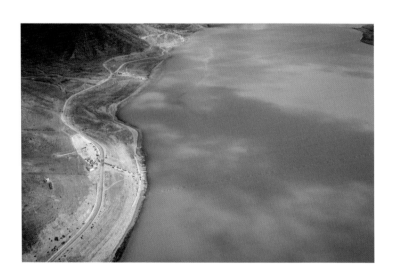

图 1-15　羊卓雍错（Zero / 摄）

（十）玛旁雍错

又称玛法木错，藏语意为"无能胜湖"，位于西藏阿里地区普兰县境内。其周围自然风景非常美丽，自古以来佛教信徒都把它看做是圣地"世界中心"，是中国湖水透明度最大的淡水湖，藏地所称三大"圣湖"之一，也是亚洲四大河流的发源地（图 1-16）。

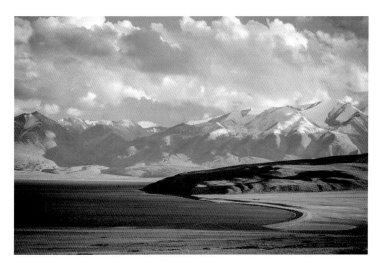

图 **1-16** 玛旁雍错（Zero / 摄）

第四节　高原环境对人体的影响

高原低氧与运动医学、航空航天医学、老年医学、急救医学、肿瘤学等学科关系十分密切，高原特殊环境对人体的影响主要表现在以下几个方面。

一、对呼吸系统的影响

机体与外界环境之间进行气体交换的过程称为呼吸。机体通过呼吸从外界摄取氧气（O_2），同时排出二氧化碳（CO_2）。在高原低压低氧环境中，肺总量、功能残气量及残气量均比平原地区高，肺保持在较高的膨胀状态，肺表面积增加，肺内气体交换面积扩大，有助于氧的弥散，但肺弥散功能是有限的，严重缺氧易发生肺间质水肿，使肺弥散功能下降。

 小知识 ···

哺乳动物的呼吸过程由外呼吸、气体运输和内呼吸三个环节组成。外呼吸是肺毛细血管血液与外界环境间的气体交换过程，包括肺通气和肺换气。外界环境与肺泡之间的气体交换过程称为肺通气，肺泡与肺毛细血管血液间的气体交换过程称为肺换气。气体运输是由循环血液将肺部动脉血的 O_2 运输到组织以及将静脉血的 CO_2 从组织运输到肺的过程。内呼吸，即组织毛细血管血液与组织、细胞之间的气体交换过程，也称组织换气。呼吸的三个环节相互衔接并同时进行（图 1-17）。

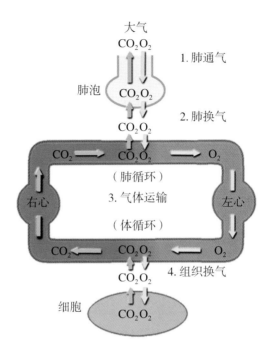

图 1-17　呼吸全过程示意图

（一）进入高原后吸气量会明显增加吗？

平原人进入高原数小时或数天后，肺通气量会进行性增加，弥补大气氧分压下降造成的机体缺氧，这种因低氧使肺通气量增加的现象称为低氧通气反应（HVR），在 1 周内肺通气量能超过高原世居者的 20%，也被称为"通气习服"。肺通气的改变及其调节对于机体适应低氧环境十分重要。HVR 低下是高原肺水肿、高原脑水肿等急性高原病和慢性高原病发病的始动原因之一。

（二）高原环境会引起胸廓扩张吗?

进入高原后，低氧引起呼气量增加落后于吸气量的增加，使肺保持在较高的膨胀状态，在静息状态下胸廓处于相对扩张状态，但高原低氧引起通气量增加很快，在很短时间内即可达到最大值，随体内其他适应机制的建立，通气量慢慢降低，这个过程需要几年、甚至几十年的时间才能降低到一个相对平稳的水平。

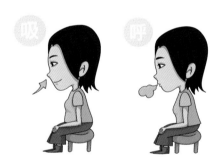

（三）高原环境引起的胸廓扩张会对身体有不利影响吗?

高原环境会引起胸廓扩张，肺内残气量增加，使肺内血管受挤压而阻力增大，使肺动脉压升高，因此，长期的这种变化可能会促进肺动脉高压的形成。

小知识 ....

南美印第安人和喜马拉雅山夏尔巴人的静息通气量和运动通气量都明显低于平原人，这种变化可减少呼吸做功，从而使运动显得轻松、有效。但若通气量过低，同时伴有高原红细胞增多，将引起血液黏度增加、流动性降低，血液氧合作用减少，可加重组织缺氧。

（四）高原环境对呼吸系统还有其他的不利影响吗？

长期高原低氧引起的红细胞增多症可使血液黏度增加、血液流速减慢，以及心输出量减少等可损害肺内气体交换，随着海拔高度的增加和缺氧程度的加重，这种变化更加明显。

二、对循环系统的影响

心血管系统对高原低氧的早期生理性反应，使机体适应新的环境。若心脏功能和结构受缺氧损伤而发生病理性改变，影响对机体各组织细胞的供氧，则会发生高原病。不同人群对缺氧的耐受性以及暴露低氧时间、海拔高度的不同，其循环系统对低氧的反应特点也不完全相同。

（一）高原低氧会引起肺动脉高压吗？

高原低氧可引起肺血管收缩，使血流阻力增大，从而引起肺动脉压升高。在解除缺氧后肺动脉压可迅速恢复正常。慢性缺氧（持续性缺氧或间断性缺氧）可致肺动脉压长期维持于高水平，称之为低氧性肺动脉高压。

小知识 ···

高原肺动脉高压是指居住在海拔 2500 米以上高原地区的人，静息时平均肺动脉压超过 30 毫米汞柱，或肺动脉收缩压超过 50 毫米汞柱即为高原肺动脉高压。

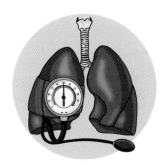

（二）高原低氧引起肺动脉高压会对身体产生不利影响吗？

一定程度的肺动脉高压不至于对身体产生不利影响（病态下除外），肺动脉高压能对抗部分重力作用，保证了肺尖的血流灌注，从而扩大肺泡气体交换面积，提高弥散功能，是高原人体生理上的一种适应性改变。

（三）进入高原心率会有哪些变化？

急性低氧环境下心率增快，是机体代偿功能和储备能力的体现，属于自我保护的措施，在一定范围内，心率加快可使心输出量增加，但心率过快，超过 160 ～ 180 次 / 分，使每搏输出量下降，心输出量也下降，可见心率的适当增加能够提高心输出量。

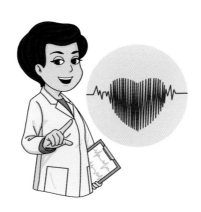

（四）高原环境会对血压有影响吗？

初到高海拔地区后，心率加快，心肌收缩力增强，心输出量增加，同时血管平滑肌收缩，血管阻力增加，使血压呈现不同程度的升高，舒张压升高更明显，这有利于促进血液循环，提高气体交换和氧气运输效率。随着在高原停留时间的延长，机体内环境自稳调节过程的建立，血压降低并逐步过渡到久居或世居人群水平。

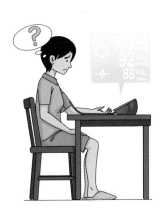

三、对消化系统的影响

（一）进入高原后为什么容易出现消化系统功能紊乱的症状?

急进高原后，消化腺的分泌和胃肠道蠕动受到抑制，消化食物的唾液、肠液、胆汁等分泌均较平原时减少，此外，适应低氧环境而交感神经兴奋性增高，以及高原低氧导致能量代谢障碍，引起肠系膜血管损伤和胃肠道充血水肿，均可使胃肠功能明显减弱。因此会出现食欲减退、腹胀、腹泻或便秘、上腹疼痛等一系列消化系统功能紊乱的症状。急性高原反应的消化道症状常急骤发生。

科学前沿： 急性缺氧可使多种消化酶、胃肠道激素、胃酸的分泌量减少，早期出现消化液分泌减少、胃蠕动减少等可能与中枢神经系统缺氧水肿，累及丘脑下部，引起自主神经功能紊乱有关。

（二）长期高原居住容易患胃炎或胃溃疡吗？

在慢性缺氧环境下，由于血红蛋白浓度增高、血液黏度增加、血流速度减慢等因素，胃黏膜微循环受到影响，胃黏膜严重缺血缺氧，黏膜出血、糜烂和坏死，易导致慢性胃炎和胃溃疡。

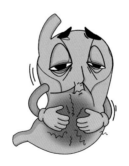

四、对血液与造血系统的影响

（一）进入高原对血液会产生哪些影响？

进入高原后，红细胞数量与血红蛋白浓度会增加，随海拔高度升高和高原暴露时间延长，红细胞数量增加的程度可能更大。同时，红细胞体积增大，血红蛋白类型发生相应改变，增加氧亲和能力。白细胞数量多无变化，T淋巴细胞功能可能会受到抑制。随居住时间延长，血小板数量将降低，黏附性增加，但凝血活性无异常。

 小知识

　　红细胞及血红蛋白的变化是机体在低氧环境下的代偿性反应，有利于改善组织供氧。如果红细胞过度增生，可增加血液黏度，影响血流速度，反而可加重组织缺氧，甚至导致慢性高原病的发生。无论世居高原者还是平原人移居高原后，外周血红细胞数多表现为女性低于男性，且无种族差异性。

（二）回到平原后，血液的各种变化会恢复到平原状态吗？

高原移居者返回平原后红细胞、白细胞、血红蛋白及血小板等血液学指标可逐渐恢复至平原状态。

（三）进入高原后为何体重会降低？

健康成人从平原地区急进高海拔地区后，因高原气候比较干燥，经呼吸和皮肤蒸发水分也增多，加之水分摄入不足等原因使机体有效循环血容量和血浆量均减少，因此体重会降低。随着在高海拔地区居住时间延长，血容量和血浆量有逐渐恢复的趋势，从 15 日到数月不等。从高海拔地区返回平原后血浆量快速恢复。

 小知识 ··

　　急进高原人群表现为一定程度的多尿（利尿）和血浆量减少。有研究报道一组健康人在海平面时血浆量为 40.4 毫升 / 千克体重，进入海拔 3500 米高原第 2 天时减少到 37.7 毫升 / 千克体重，第 12 天时进一步减少到 37 毫升 / 千克体重。

五、对神经系统的影响

（一）高原环境会引起头痛、头晕、记忆力减退吗？

　　高原低氧对脑功能的影响是多方面的，包括神经、精神、感觉、运动等，如头痛、头昏、淡漠、精神不振、神志恍惚、乏力、嗜睡等中枢神经系统抑制表现，也可出现视觉和听觉障碍等感觉器官功能减退的表现，以及定向力和判断力障碍、情绪不稳定等高级神经行为障碍。而长期高原低氧暴露也可导致中枢神经系统功能紊乱和大脑皮质高级神经活动失调，出现类神经衰弱综合征，如记忆力减退、易疲劳、注意力难集中、工作效率低下、食欲减退等，也可出现抑郁、焦虑、失眠、眩晕、耳鸣等症状。

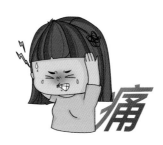

（二）高原环境影响脑功能的原因是什么？

脑组织以高耗氧的有氧代谢为主，是人体氧耗最高、对缺氧最敏感的器官。高原环境下，脑组织供氧不足而缺氧，导致神经细胞的结构和功能改变，进而影响脑功能。

（三）高原环境容易引起睡眠问题吗？

中枢神经系统特别是大脑对缺氧极为敏感。急性缺氧时，神经系统兴奋性增强，如情绪紧张、易激动等。慢性缺氧时出现失眠、多梦等症状，同时慢性缺氧环境下易出现夜间睡眠呼吸紊乱，主要表现为总睡眠时间减少，觉醒时间增多，多半在浅睡眠状态，睡眠质量降低。

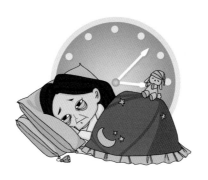

（四）长期高原居住容易引起脑血管疾病吗？

高原环境引起脑循环血流量发生相应改变，主要表现为脑血管舒张和脑血流速度加快，以缓解脑组织缺氧的程度。但当缺氧严重时，脑血管的扩张不能代偿脑组织缺氧，反而引起脑水肿等严重病理改变。长期居住高原人群的脑血流量稍高于平原居民，脑动脉的顺应性和弹性比平原正常人群降低，加上血液黏度高，血流速度慢，脑血流动力学与平原相比有提前老化的现象，易发生管腔阻塞、血管壁损伤，且侧支循环不足以代偿供血，容易诱发缺血性脑血管病的发生。

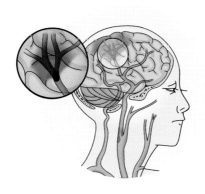

六、对营养与代谢的影响

（一）为什么有些初入高原者容易发生蛋白尿？

尿中排出蛋白质，即发生蛋白尿，这种现象多发生于部分初进高原者或登山运动员，是因为高原低氧环境下，蛋白质合成减少，分解代谢增强，氮排出增加。

（二）初入高原饮食要减少脂肪比例，增加碳水化合物比例吗？

人体利用脂肪产生能量比利用碳水化合物需要消耗更多的氧，所以在进入高原适应初期（7～10天）应减少食物中的脂肪比例而增加碳水化合物的比例。

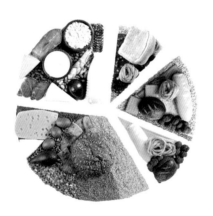

（三）进入高原后，体内矿物质代谢有哪些变化？

机体缺氧时，体内锌和铁水平下降较为显著，锌水平降低可能与机体脂质过氧化增强有关。铁水平下降可能与缺氧导致血红蛋白代偿性的合成增强，以及一些与能量代谢密切相关的酶代偿性的活性增高有关。

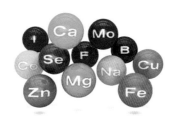

（四）补充维生素有助于对高原低氧的适应吗？

高原低氧时，维生素需要量增加，补充复合维生素有利于减少组织氧的消耗，能促进红细胞的生成和含铁血红素细胞酶的合成，维持高原环境下人体的血氧饱和度，改善心肌功能、体能和记忆功能。

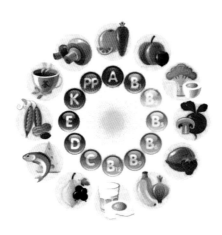

第五节　高原习服与适应

一、高原习服

（一）什么是高原习服?

高原习服是指从平原或较低海拔地区进入高原或由高原进入更高海拔地区后，为适应高原环境机体代偿适应性变化的过程。人体对高原习服是通过后天获得的。

（二）高原习服呼吸会变得浅快吗?

通常急进高原后几小时内就发生过度通气，并在第 1 周内迅速增加，随着在高原居住时间的延长及习服机制的建立，通气量趋于平稳。正常人高原低氧所引起的过度通气是呼吸深度的增加，而并非呼吸频率的增快，但急性高原病患者的呼吸频率则快而浅。

（三）高原习服人群血压是否可恢复至正常水平?

初到高原后，低氧刺激交感神经系统，使心率加速，心肌收缩力增强，心输出量增加，动脉血压有一定程度的升高，这是对低氧环境最初的习服性改变。随着在高原停留时间的逐渐延长及机体内环境自身调节过程的建立，其心率及血压可恢复至正常水平，逐步过渡为久居或世居人群的特性。

（四）高原习服的影响因素有哪些？

关于高原习服的影响因素很多，归纳起来主要有以下几个方面。

1．海拔高度和登高速度　海拔越高，空气越稀薄，气压就越低，氧分压及水的沸点亦随之下降，因此，机体的缺氧程度与海拔高度密切相关，另外登高速度也影响习服能力，登高速度越快习服越差。

2．个体对低氧环境的易感性　机体对高原的习服能力存在个体差异，急性高原病的易感者对高原低氧特别敏感，进入高原极易发生高原病。

3．机体状况　一般年老体弱及患有心、肺等慢性疾病或体型肥胖者更易发生习服不良或反应时间延长等情况。

4．高原居住时间　一般在高原停留时间越长，习服就越完全。通常在进入高原 2 ～ 3 周后，高原反应症状基本消失，安静状态下呼吸、脉搏、血压等也较初入高原时改善；进入高原 2 ～ 3 个月后，高原反应症状消失，安静状态下呼吸、脉搏接近或略高于平原值，血压趋于稳定，红细胞、血红蛋白增加到一定数量后保持稳定，一般活动后无明显不适。

5．气候　气温低，昼夜温差大是高原地区的主要气候特点，寒冷会使外周血管收缩，机体耗氧量增加，可诱发或加重高原病，降低机体的习服能力。因此高原地区注意防寒保暖能增强机体的习服能力。

6．精神心理因素　初入高原者，由于对高原环境特点不了解，加上自然条件的直接影响而产生紧张、恐惧等情绪，容易发生高原不适。故进入高原前，要进行有针对性的健康教育，正确认识高原环境，消除紧张、恐惧情绪，有助于提高机体对高原的习服能力。

7．劳动强度　平原人进入高原后其劳动能力均有不同程度的下降，劳动强度过大常可诱发高原病的发生。因此，进入高原后的适应性锻炼应循序渐进，持之以恒，注意劳逸结合，在高原上的劳动量及劳动时间应适当控制，并应保障睡眠休息时间。

8．营养状况　人体正常新陈代谢是在有氧条件下进行的，高原低氧环境影响人体正常的新陈代谢，使胃、肠、肝、胆等消化系统功能减弱，而且在高原地区机体耗氧量增加，所以要注意加强营养，以高糖、高蛋白、低脂肪饮食为主，适当补充多种维生素，以提高习服能力。

（五）促进高原习服的措施有哪些？

人体对高原环境具有强大的习服适应能力，在一定限度内通过采取适当的方法可以加快习服过程，促进高原习服。

1．进入高原前注意事项

（1）心理习服：消除对高原不必要的恐惧心理，避免精神过度紧张，充分休息。

（2）感染控制：呼吸道感染者应在进入高原前治愈。

（3）避免经期：妇女不宜在月经前期进入高原，这是由于妇女月经前期醛固酮和抗利尿激素分泌增加，可间接引起水钠潴留，发生习服不良。

（4）适应性锻炼：对低氧环境的适应性锻炼是预防急性高原病、促进缺氧习服适应的有效措施，如深呼吸、体育运动、气功等。

（5）阶梯性习服：进入高原的速度宜慢不宜快，为了加快高原习服过程的建立，最好先在较低海拔的地区停留一段时间，使机体有一定的习服后，再上至中等及较高海拔地区并停留一段时间，最后到达预定海拔高度。

（6）药物习服：应用能提高机体缺氧耐力、减少或减轻急性高原病发生的药物，有利于促进高原习服。

2．进入高原后注意事项

（1）体力活动：避免体力负荷过重、过度疲劳、剧烈活动和情绪兴奋。

（2）注意防护：预防上呼吸道感染，注意保暖。进入高原后前3天内尽量避免洗澡，因洗澡不仅会消耗体力，增加耗氧量，而且容易引起感冒。

（3）保持合理的膳食结构：①能量：高原地区饮食应保持高能量，因为人体在高原地区消耗的能量比平原地区多，并且停留时间越久所消耗能量越多；②三大物质供给比例：缺氧条件下的有氧代谢以糖类为主，这是机体在缺氧条件下节约用氧进行产能的一种有效方式，因此高原应以高糖、高蛋白、低脂肪饮食为主；③维生素：其消耗量在缺氧条件下是平时的 2～5 倍，应多食新鲜蔬菜和水果；④切忌吃得过饱，最好保持"七分饱"状态；⑤一定要注意保持饮食清洁、健康，少吃最好不吃冰冷食物；⑥适量饮水：由于高原空气湿度低，人体容易脱水，加上血红蛋白增高，导致血液黏稠度增加，极易形成血栓，引发心脑血管意外，因此，要增加饮水量。

（4）减少烟、酒量：因香烟产生的一氧化碳与血红蛋白的亲和力是氧气的 250～300 倍，大量抽烟会明显加重高原反应。酒精除对肝细胞有损伤外，还会增加体内耗氧量，使热量散发，并引起神经兴奋，在高原上尤其危险，饮酒在高原上最大的危险是容易引起胃黏膜充血、糜烂，严重者导致上消化道大出血，尤其避免与解热镇痛药合用。

（5）睡眠：睡眠以高枕侧卧为佳，设法保持充足的睡眠。

（6）吸氧：有头晕、头痛和恶心等高原反应症状应及时吸氧，必要时就诊。

二、高原适应

（一）什么是高原适应？

高原适应是指人类或动物在高原生活数千年至数万年而自然选择所获得的适应，具有遗传学基础。高原适应的本质就是机体在低氧环境中能够最大限度地摄取和利用有限的氧，完成正常的生理功能。高原环境对人体不利因素中的寒冷、干燥、强紫外线、荒凉、植物生长季节短等，均可以在当代文明条件下克服或者改善，唯独低氧是无法改善的。因此，生活在高原上的人群面对的关键性挑战是低氧。低氧的适应成了对高原环境适应的核心。

（二）高原适应的民族有哪些？

南美洲的印第安人和喜马拉雅山的藏族是居住高原历史最长的两个民族，前者在南美洲安第斯高原生活了大约 9000 年，后者在青藏高原生活了大约 25 000 年，高原世居者在长期低氧环境生存的过程中，在自然选择的作用下，发生了遗传变异，从而使高原世居者发生不同于移居者的高原低压低氧环境的适应机制。

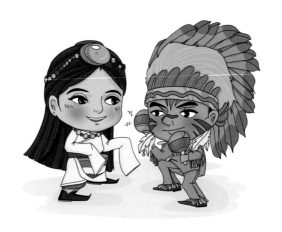

（三）高原适应人群呼吸有哪些变化？

高原世居者与移居者相比，胸廓宽大，胸径指数增大，呈"圆状胸"，能够摄取更多的氧，保证机体在低氧环境下有效地生活和工作。南美洲印第安人和喜马拉雅山藏族人的静息通气量和运动通气量都明显低于平原人，长期生活在高原的居民其周围化学感受器对低氧通气反应是钝化的。通气反应钝化在某种意义上来讲是有益的，如运动状态下它可减轻运动引起的呼吸困难，从而使运动显得轻松、有效。

（四）高原适应人群容易发生肺动脉高压吗？

世居藏族肺动脉压力和阻力显著低于移居汉族和其他高原世居者，通过自然选择淘汰这种低氧性肺血管收缩反应是适应高原的一种表现，世居藏族肺动脉压力及低氧收缩反应低，也可能是由于肺小动脉缺乏肌层平滑肌。安第斯山区的印第安人虽然已在高原生活多年，但对自然选择来说还不够长，因而仍会出现轻度肺动脉肌化和肺动脉高压。

（五）高原适应人群血压与心率发生怎样的变化？

高原久居及世居居民的心率相对缓慢，心输出量接近或略低于平原人，动脉血压特别是收缩压明显降低，但舒张压仅轻度下降或基本不变。高原世居者心率普遍低于平原汉族水平，海拔越高越明显，部分海拔 4300 米地区藏族居民平均心率为 50 次 / 分左右。

（六）高原世居藏族人血红蛋白含量明显升高吗？

不一定，不同于移居高原或出生在高原的平原人，高原世居藏族人在低氧环境下并不以增加血红蛋白来提高携氧量和组织摄氧量，而以改变血红蛋白氧亲和力来适应环境。提高运氧能力并加速向组织释氧，通过这些代偿作用使组织可利用氧达到或接近正常水平，这被认为是机体对低氧环境最佳适应的重要机制之一。

（七）什么是高原适应不全？

世居者或长期移居者在高原低氧环境中，机体通过长时期不间断选择和调节过程，仍然不能很好地适应高原环境，而出现一系列功能或病理形态上的改变称之为"高原适应不全"。

 小知识 ·····················

藏族高原适应的分子机制研究

国内外的科学家们成功筛选出了一些与高原适应相关的候选基因，携带有保护性基因的人群即使在不利的环境中仍能较好适应。

·····················

三、高原脱适应

（一）为什么从高原回到平原容易嗜睡？

有很多高原移居者或世居者到平原后会出现乏力、嗜睡、头昏等表现，甚至出现一系列生理、病理改变。从高原低氧环境到平原后，空气中的氧分压增加、体内氧饱和度提高，这种变化对机体的确切影响尚不完全清楚。

（二）什么是高原脱适应，有促进脱适应的方法吗？

高原脱适应，有人称之为"醉氧症"或"低原反应"，目前尚无规范而标准的定义。但一般认为，高原脱适应是指高原世居者或已习服高原环境的移居者到平原后，逐渐消除对高原低氧环境所获得的适应性而重新适应平原环境的变化过程。对高原脱适应的研究还处于初期阶段，对其发生机制及规律尚不清楚，缺乏对高原脱适应的明确诊断标准和防治措施。

（张广梅　赵艳霞）

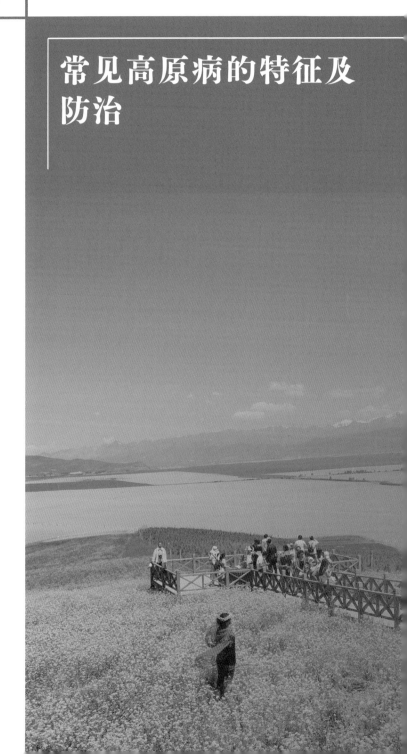

第二章

常见高原病的特征及防治

第一节 海拔高度与高原反应

一、什么是高原？

"高原"一词无明确的定义。在地理学上，凡海拔在 500 米以上的地区，称之为高原。我国规定以青岛黄海海平面为海拔高度的基准。我国高原医学及气象学家，从医学的角度把 3000 米作为高原的界限。此外，国际上有些学者根据人体暴露于高原环境时出现的生理学反应，将海拔划分为 5 种：低

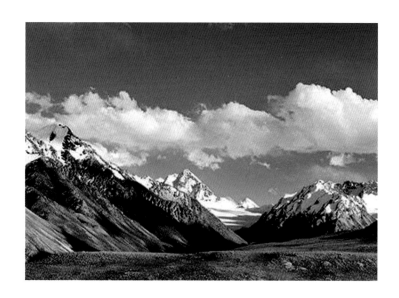

海拔、中海拔、高海拔、超高海拔、极高海拔。

二、海拔高度是怎么划分的？

1. 低海拔 海拔高度在 500 ~ 1500 米，人体暴露于低海拔环境时，基本无任何生理学的改变。

2. 中海拔 海拔高度在 1500 ~ 2500 米，当人体进入这个海拔地区时，一般无任何症状或者出现轻度症状，如呼吸和心率轻度增加，运动能力略有降低，肺气体交换基本正常。除了极少数缺氧特别易感者外，很少有人发生高原病。

3. 高海拔 海拔高度在 2500 ~ 4500 米，多数人进入这个海拔地区时会出现明显（不同程度）的缺氧症状，如呼吸和心率增加、头痛、食欲减退、睡眠差、动脉血氧饱和度低于 90%，甚至导致急性高原病的发生。

4. 超高海拔 海拔高度在 4500 ~ 5500 米，进入超高海拔地区时缺氧症状会进一步加重，动脉血氧饱和度一般低于 60%，运动和夜间睡眠期间出现严重的低氧血症。进入此海拔地区时应采用阶梯式或阶段性适应方式，否则易发生高原肺水肿、高原脑水肿等严重的急性高原病。

5. 极高海拔 海拔高度大于 5500 米，人类长期居住或执行任务的地区海拔一般不超过 5000 米。进入 5500 米地区的一般只有那些探险登山运动员，逗留时间也很短。到达此海拔高度时机体的生理功能就会出现进行性紊乱，常失去机体内环境自身调节功能，出现极严重的高原反应、显著的低氧血症和低碳酸血症。动脉血氧饱和度在 50% 以下，常常需要额外供氧，以维持机体正常的生理功能。

三、什么是高原反应？它有哪些表现？

1. 高原反应　是指到达一定海拔高度后（一般指海拔高度在 2500 米以上），由于空气干燥、寒冷、紫外线强烈，以及海拔高度而造成的气压差、含氧量低，身体因为不适应而引发一系列症状和功能代谢变化的高原适应不全症。高原反应因人而异，目前针对高原反应无特异性检测指标，每个人的表现、轻重程度、症状也不完全一致，个体差异比较大。研究发现，一般进入海拔越高的地区，高原反应的发生率越高，临床症状也越严重；冬季高于夏季；年轻人高于老年人。有研究还认为，高原反应的发生率与男性的体重指数呈正相关，而与女性无关，也就是说肥胖的男性更易出现高原反应。

2. 高原反应的表现　主要为：头痛、头昏、失眠、乏力、眼花、耳鸣，甚至恶心、呕吐、胸闷、呼吸困难、心慌、水肿等。头痛是最常见的症状，常为前额和双颞部跳痛，夜间或早晨起床时疼痛加重。一般仅表现为生理功能的改变，很少引起脏器的器质性改变。高原反应对大多数人来说是自愈性的，但仍有少数个体会发生严重的并发症，如高原性肺水肿、高原性脑水肿等，危及生命健康。不同海拔高度下人体的缺氧反应见图2-1。

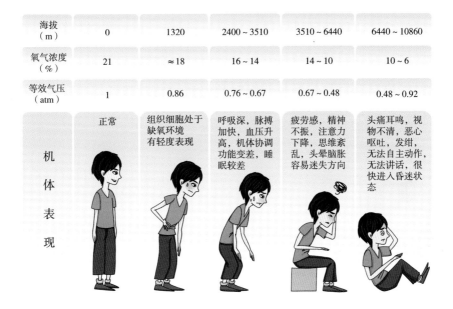

海拔（m）	0	1320	2400～3510	3510～6440	6440～10860
氧气浓度（%）	21	≈18	16～14	14～10	10～6
等效气压（atm）	1	0.86	0.76～0.67	0.67～0.48	0.48～0.92
机体表现	正常	组织细胞处于缺氧环境有轻度表现	呼吸深，脉搏加快，血压升高，机体协调功能变差，睡眠较差	疲劳感，精神不振，注意力下降，思维紊乱，头晕脑胀容易迷失方向	头痛耳鸣，视物不清，恶心呕吐，发绀，无法自主动作，无法讲话，很快进入昏迷状态

图 2-1　不同海拔高度下人体的缺氧反应

四、高原反应有急性和慢性之分吗？

是的。高原反应按病程可分为急性、慢性两种。

1. 急性高原反应　是指世居于平原的人进入高原或久居高原进入到更高的海拔地区，机体对高原自然环境未适应的一系列急性缺氧反应，是高原地区常见病，不及时治疗，不仅高原反应时间会延长，而且可能继发高原肺水肿、高原脑水肿而危及生命。

2. 慢性高原反应　多数是由急性高原反应症状迁延不愈而演变来的，部分患者则为隐袭起病，进入高原后 4 个月以上发病，体征可见某些器官或系统的轻度异常，如低血压、脉压减小、右心室增大等，经脱离低氧环境及治疗，78% 的患者可治愈，其余患者可出现某些器官或系统的器质性损害，而演变成慢性高原病其他型。

五、引起高原反应常见的原因有哪些？

1. 环境因素

（1）海拔：海拔每升高 1000 米，空气中含氧量就递减 10%。海拔 3000 米地区的大气含氧量为海平面的 70%，在 5000 米高度时大气含氧量仅为海平面的 57%。

（2）温度：海拔每升高 150 米，平均温度降低 1℃。所以高原地区气候寒冷，气温变化剧烈，昼夜温差显著。

（3）湿度：空气中湿度随海拔高度升高呈递减趋势，湿度低更易造成人体脱水，甚至诱发血栓、贫血、记忆力减退、智力减退等，进入高原需适当增加饮水量。

（4）气压：据统计，海拔每升高 100 米，大气压就下降 5 毫米汞柱，氧分压下降 1.1 毫米汞柱，从而导致高原地区氧气缺乏。另外，海拔越高，沸点越低，水与食物难以煮熟，容易导致消化道疾病的产生，所以初进高原地区不宜过饱或进食过多肉类。

（5）辐射：研究人员发现，太阳辐射与海拔成正比关系。由于空气密度小、洁净度高以及积雪反射等环境因素作用，极易诱发皮肤疾病与眼科疾患，进入高原一定要做好紫外线防护。

2．个体因素

（1）习服：健康的平原人进入高原后，可以逐渐形成"获得性习服"，其属于不可遗传变异。习服时间的长短直接关系着高原反应程度的轻重，习服时间越长，高原反应就越轻。

（2）性别：男性抗缺氧能力强于女性，其发生高原反应的概率小于女性，但机制尚不清楚。

（3）体重：肥胖者更容易发生高原反应，尤以睡眠期间，肥胖者更容易因缺氧而引发急性高原反应。

（4）心理：高原反应从某种程度上来说与心理因素有关，对高原反应的恐怖描述多为剧烈的头痛、呼吸困难、肺炎、死亡等。如对高原有恐惧心理、过度紧张、承受力差、缺乏思想准备者，出现高原反应的概率较大。所以，保持良好心态，可减少高原反应的发生。

六、如何判断是否出现急性高原反应？

急性高原反应一般在进入高原后数小时或 1 ~ 3 天之内发生，出现头痛、头晕、心悸、胸闷、气短、乏力、食欲减退、睡眠障碍，重者出现恶心、呕吐、发绀、尿少等症状，一般无特殊体征，常见有心率加快、呼吸深快、血压轻度异常、颜面和（或）四肢水肿，经过在高原短期适应或对症治疗，症状及体征能够显著减轻或消失。

急性高原反应的自我判定很重要，一是可以在无医务人员的情况下进行自我救护，二是早期诊治，不致贻误病情。

临床上确诊急性高原反应的依据是：

（1）在过去 4 天里，行经有连续的海拔上升地区；

（2）有头痛症状；

（3）除了头痛，至少有 1 个其他症状；

（4）问卷分数达到 4 分或者以上（表 2-1）。

如果以上得分过高或者有急性高原反应的迹象，需就地休息或者寻求救助。

表 2-1　Lake Louise 国际评分标准

头痛	无（0分）— 无法忍受（3分）
胃肠道症状	无（0分）— 无法忍受的严重恶心呕吐（3分）
疲惫	无（0分）— 无法忍受（3分）
头晕	无（0分）— 无法忍受（3分）
失眠	正常睡眠（0分）— 完全无法入睡（3分）
精神状况改变	无（0分）— 昏迷（4分）
共济失调	无（0分）— 不能站立（4分）
周围性水肿	无（0分）— 全身水肿（2分）

根据上述自身症状计分值，以上问卷中最轻的症状评分为0分，最严重的评分为4分。分数越高越严重，若症状计分值＞4分，可考虑急性高原反应。若超过6分则提示可能有较严重的急性高原反应。

 小知识 ··

　　对急性高原反应一种简单直接的诊断测试方法，是串联行走测试。这是一种应用广泛的测试方法，该测试方法对醉酒测试、失温测试、急性高原病测试都很有效。串联行走测试很简单，在高海拔地区，如果你感觉头痛欲裂，恶心呕吐，就应该立即起身，对自己进行测试。测试者后脚尖触到前脚跟行走一条直线，如果测试者很难完成，则可能躯干运动失调，说明高原反应症状为中度以上，当这种情况出现时，应立即向更低海拔转移。

第二节 急性高原病的特征及防治

一、急性高原病包括哪些？

急性高原病包括急性轻型高原反应、高原肺水肿和高原脑水肿。急性高原病主要发生于移居者，高原世居者也可发生急性高原病。

二、发生急性高原病的原因有哪些？

（1）高原低氧环境引起机体缺氧，是发生急性高原病的主要原因。低氧及大气压环境的急剧变化对人体的神经系统、呼吸系统、心血管系统、消化系统等都有一定影响，从而发生一系列相应的临床症状。此外，机体本身的耗氧量增加，如精神紧张、过度疲劳、上呼吸道感染等因素，会进一步加重氧的供需失调，从而诱发急性高原病的发生或使病情加重。

（2）其他：既往有器质性病变，如严重的心、肝、肾疾病、高血压、甲状腺功能亢进症（甲亢）及贫血等疾病。饮酒、过饱饮食及生活不规律者，以及对缺氧异常敏感者易发生高原反应。

三、急性高原反应有哪些症状？

急性高原反应常见的症状有头痛、头晕、心悸、胸闷、气短、乏力、食欲减退、腹胀、恶心、呕吐、失眠等。严重者会出现发绀、感觉迟钝、情绪不宁、精神亢奋、思考力和记忆力减退、感觉异常，甚至产生幻觉等，也可能发生水肿、休克或痉挛等症状，有的人还会因空气干燥出现皮肤粗糙、嘴唇干裂、鼻出血等。体征上常见有心率加快、呼吸深快、血压轻度异常（一般收缩压升高后舒张压升高）、颜面或（和）四肢水肿。头痛是最常见的症状，常为前额和双颞部跳痛，夜间或早晨起床时疼痛加重。而张口呼吸，轻度活动可使头痛减轻。

四、如何预防急性高原反应？

很多想去青藏高原旅游的游客都会有一个担心：我会出现高原反应吗？他们在进驻高原前都会通过网络、书籍等查阅关于高原的资料，对高原环境有了更深一层的了解。急性高原反应存在着个体差异，大部分人初到高原，都有或轻或重的高原反应，避免或减轻高原反应的最好方法是保持良好的心态。建议初到高原地区，不可疾速行走，更不能跑步或奔跑，也不能做重体力劳动，不可暴饮暴食，以免加重消化器官负担，不要饮酒和吸烟，多食蔬菜和水果等富有维生素的食品，适量饮水，注意保暖，少洗澡以避免受凉感冒和消耗体力，不要一开始就吸氧，尽量要自己适应。

 小知识 ·······

慢性阻塞性肺病、间质性肺病、各种呼吸功能不全、器质性心脏病、脑血管疾病、高血压、胃肠道疾病、神经与精神性疾病、严重慢性疾病等患者不适合高原旅游。

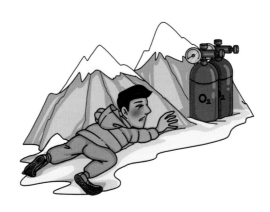

五、如果发生急性高原反应该怎么办？

如果发生急性高原反应，不要紧张，轻症患者可自愈。症状明显时，根据病情给予相应的治疗。首先采用持续性低流量吸氧，氧气流量以 1 ～ 2 升 / 分为宜，不要采取间断性给氧方式，这是因为间断性吸氧常常使机体适应高原环境的时间延迟。吸氧可以缓解患者的恐惧心理，使患者的情绪很快稳定下来；此外，吸氧可以改善及减轻急性高原反应患者的某些症状，如头痛，特别是夜间的头痛，改善患者的睡眠状况及纠正患者夜间的睡眠呼吸暂停综合征等。同时，可防止病情的进一步发展。一旦诊断为急性高原反应且在症状未改善前，不应继续登高，应卧床休息，多饮水（每日 4 ～ 5 升，可加糖、维生素泡腾片、西洋参、板蓝根等，宜少量多次饮用）；进食清淡易消化食物，多摄入高糖、高维生素、高蛋白质食

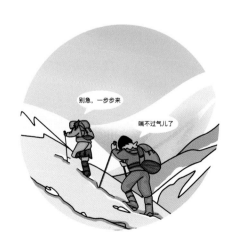

别急，一步步来

喘不过气儿了

物；严重者应立即送至当地医院就诊。

六、你了解高原肺水肿吗？

1．高原肺水肿的定义　　高原肺水肿是高原地区的特发病、常见病，是以发病急、病情进展迅速为特点的高原急危重症之一。是指初次进入或重返高原者（一般指海拔 3000 米以上），在进入高原 1 ～ 3 天内起病，乘飞机进入高原者多在 3 天内发病，出现静息时呼吸困难、胸闷、胸部压塞感、咳嗽、咳白色或粉红色泡沫痰，患者感全身乏力或活动能力减低。海拔 3000 米以下也可出现高原肺水肿。易发生于初入高原者，高原久居者在平原地区短期居住后重返高原，或从高原转到另一更高海拔地区时也可发病。

2．诱发高原肺水肿的因素

（1）初次进入高原，或回到平原地区居住一段时间后重返高原，或从高原至另一更高海拔处。

（2）发病地区的海拔高度；从进入高原到发病经历的时间。

（3）个体因素：登高速度过急、体力活动过度、寒冷或气候改变、饥饿、疲劳、失眠、晕车、情绪紧张、上呼吸道感染等因素。

3．高原肺水肿的表现　　高原肺水肿一般在到达高原 24 ～ 72 小时内发病，常在急性高原反应症状的基础上进一步出现极度疲乏、严重头痛、胸闷、心悸、恶心、呕吐、呼吸困难和频繁干咳，夜间加重难以入睡。出现口唇及指甲床发紫、心率加快、呼吸快而浅，呼吸频率可达 40 次 / 分。随着病情的发展，可出现面色苍白，皮肤湿冷、呼吸困难加剧，少数患者不能平卧呈端坐呼吸。咳出泡沫痰，初为白色或淡黄色，后变为粉红色，神经系统症状为神志模糊、幻觉、感觉迟钝，严重者出现昏迷。本病病情进展迅速，只要诊治及时，绝大多数人 3 ～ 6 天可痊愈，若并发高原昏迷或严重感染且得不到及时治疗可发生死亡。

 小知识 ··

你知道急性肺水肿的 X 线胸片和 CT 表现是怎么样的吗?

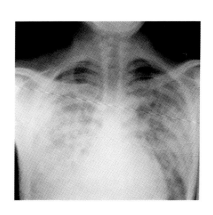

图 2-2　高原肺水肿 X 线胸片提示左下肺纹理增多、模糊，右中下肺野斑片状模糊影，右肺门下区模糊

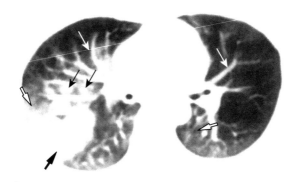

图 2-3　高原肺水肿 CT 表现：早期右肺病变重于左肺，右肺下叶背段实变（黑箭头），右肺中叶中内带趋向融合的结节（燕尾状黑箭头），肺野呈磨玻璃样变（白箭头），两肺支气管血管束增粗边缘模糊（燕尾状白箭头）

4. 高原肺水肿的预防与治疗　因高原肺水肿发病急、进展快，发病后要积极抢救治疗。如出现静息时呼吸困难、咳嗽、咳白色或粉红色泡沫痰应立即到当地医院救治，早期诊治是有效治疗的关键。一旦发生肺水肿应迅速转移到低海拔地区。治疗与抢救应严格执行以下原则：绝对卧床休息，取高枕卧位。

（1）氧疗：吸入高浓度、高流量氧是挽救患者的关键。100% 氧以 4 ~ 8 升 / 分可入。当患者有大量泡沫痰时，可用祛泡沫剂，如 50% ~ 70% 乙醇或二甲硅油。有条件者也可用高压氧舱治疗。吸氧后可迅速增加血氧饱和度，降低肺动脉压和改善症状，但吸氧应持续 12 ～ 24 小时，直到患者完全恢复。

（2）药物治疗：如茶碱、利尿剂、血管扩张剂、皮质激素等药物，具体使用方法需在医生指导下进行。

七、你了解高原脑水肿吗？

1. 高原脑水肿的定义　高原脑水肿是由急性缺氧引起的中枢神经系统功能严重障碍，其特点为发病急，临床表现以严重头痛、呕吐、共济失调、进行性意识障碍为特征。国内以往多称为高山（原）昏迷、脑性高山病、急性高原脑病和高原脑缺氧综合征等，是一种恶性高原疾病，若治疗不当，常危及生命。

 小知识

众所周知，人脑重量只占全身重量的 2% ～ 3%，但其耗氧量却占人体总耗氧量的 20% ～ 25%，也就是说，在机体的所有器官中，大脑是最活跃的耗氧者。所以中枢神经系统，尤其是大脑皮层对缺氧最为敏感，也最易遭受缺氧的损害。

2. 诱发高原脑水肿的因素　高原低氧无疑是发生高原脑

水肿的根本原因，也就是说缺氧是高原脑水肿的病因，但其发生常因下列因素而诱发。

（1）急性高原反应：高原脑水肿之前多有急性高原反应的症状。

（2）感染：特别是上呼吸道及肺部感染，可增加机体耗氧量，加重缺氧而诱发高原脑水肿。

（3）过度体力劳动、剧烈运动，使机体耗氧量增加，加重缺氧。

（4）情绪异常、精神过度紧张、恐惧、悲愤、易怒等使代谢增加，耗氧量增加，同时交感神经紧张性增强。

（5）气候恶劣以及大量饮酒、发热等均可加重缺氧而诱发此病。

（6）各种肺部疾病降低肺功能以及影响造血系统的疾病，都可削弱机体对缺氧的适应能力而易发本病。

（7）登高的速度：急速登高时，机体的适应性尚未充分发挥，易致缺氧症。

（8）海拔高度：海拔越高，大气压及氧分压越低，越易发病。

3．高原脑水肿的表现　高原脑水肿多见于迅速进入海拔4000 米以上高原者，因急性缺氧引起的中枢神经系统功能障碍，是急性高原病中严重型之一。高原脑水肿的临床表现为一系列神经精神症状，最常见的症状是头痛、呕吐、嗜睡或虚弱、共济失调和昏迷。一般分为三期。

（1）昏迷前期：患者在发生昏迷前数小时至 1 ~ 2 天内除有剧烈头痛、心慌、气促等严重高原反应症状外，主要为大脑皮质功能紊乱的表现，如表情淡漠、精神抑郁、记忆力减退、视物模糊、嗜睡等。部分患者表现为多语、注意力不集中、定向力和判断能力下降等。甚至有幻听和幻视、烦躁不安、大喊大叫、哭笑无常等精神症状。

（2）昏迷期：突出表现为意识丧失，对周围一切事物无反应，呼之不应、躁动、呕吐、谵语、大小便失禁、抽搐，甚至出现角弓反张等。瞳孔忽大忽小或不对称，对光反应迟钝。绝大多数为轻度昏迷，昏迷时间较短，意识丧失多在数小时至 48 小时以内恢复，昏迷 7 天以上者较少见。昏迷的深度和时间与海拔高度呈正相关，在海拔 4000 米以上地区昏迷时间越长、程度越深，则病情越重，预后也越差。

（3）恢复期：多数患者经治疗数日后清醒，清醒后主要表现为头痛、头昏、痴呆、沉默寡言、疲乏无力、嗜睡、记忆力减退等。恢复时间短者数天，长者数月，恢复后一般无后遗症。

4. 高原脑水肿的预防

（1）在进入高原前应做全面的健康检查，患有严重的心肺疾病，影响肺功能和血液系统功能者，均不宜进入高原。

（2）进入高原前 1 ~ 3 周内，应加强耐氧训练，如进行长跑、爬山、打球等体育锻炼。

（3）进入高原前 1 ～ 2 天，应注意休息，避免劳累，禁烟酒，避免受凉感冒。如患上呼吸道感染或肺部感染，以及其他原因引起的急性发热，待治愈后再进入高原为宜。

（4）乘车进入高原者，最好是进行阶梯式进入。

（5）在行进至高原途中，应注意保暖、防寒。

（6）刚进入高原环境，应注意休息，不宜进行中等强度以上的体力劳动及剧烈运动，以免增加机体的耗氧量。

（7）加强卫生宣传教育，使进入高原者增加对该病的防治知识，消除紧张、恐慌的心理。

5．高原脑水肿的治疗　高原脑水肿多半发生在超高海拔地区，这些地区交通及医疗条件相对较差。因此，如何早期诊断就地进行抢救非常重要。如有条件，对病情严重者应及早转送至低海拔地区。目前常用的抢救措施如下。

（1）患者必须绝对卧床休息，以降低机体的耗氧量。

（2）吸氧：采取持续加压给氧，氧流量为 2 ～ 4 升 / 分，严重患者可间断加大到 4 ～ 6 升 / 分，直到患者清醒。对昏迷严重并伴有呼吸衰竭的患者，可给予人工呼吸机正压给氧和辅助呼吸。

（3）低温疗法：用冰水袋放置在患者的头颈、腋下、腹股沟等大血管处，使体温降低至正常以下，这样可以降低机体的耗氧量，对缺氧的脑组织有保护作用。降温能减少脑血流量，降低脑代谢率，促进受伤细胞功能恢复。

（4）脱水剂的应用：脱水治疗是降低颅内压、治疗脑水肿的主要方法。脱水治疗可减轻脑水肿，缩小脑体积，改善脑供血和供氧情况，防止和阻断恶性循环的形成和发展，尤其是在脑疝前驱期或已发生脑疝时，正确应用脱水药物常常是抢救成败的关键。常用脱水药物有渗透性脱水药和利尿药两大类，激素也用于治疗脑水肿。

（5）促进脑细胞代谢的药物：脑细胞缺氧造成脑组织的能量供应不足致使脑组织发生损害，因此可使用 ATP、辅酶 A、细胞色素 C 等促进脑细胞代谢的药物。

（6）控制和预防感染：根据病情发展情况可选用 1 ～ 2 种抗生素药物。

第三节　慢性高原病的特征及防治

一、慢性高原病是怎么回事？

慢性高原病是指长期居住在海拔 2500 米以上的居民，对高原环境丧失习服所致的独特临床综合征。常发生于长期生活在高海拔地区如秘鲁、智利、美国科罗拉多和我国青藏高原等的居民。其发病率与海拔高度、性别和种族有密切联系，海拔高度是导致本病的基本要素，一般易发生在海拔 2500 米以上的地区。

 小知识

慢性高原病是以红细胞增多、肺动脉高压和低氧血症等为特征，高原低氧是罹患本症的主要原因，它通过呼吸减弱、氧-血红蛋白亲和力降低、促红细胞生成素增多、氧自由基生成增多、高原习服失衡等途径和机制引起红细胞增多，血氧分压降低。

二、常见的慢性高原病有哪些?

常见的慢性高原病有高原性心脏病、高原红细胞增多症、高原血压异常、高原衰退症等。

三、你了解高原性心脏病吗?

1. 高原性心脏病的定义　高原性心脏病是由急性（或慢

性）缺氧直接或间接影响到心脏而引起的心脏病，这种病一般在海拔 3000 米以上的地区容易发生。高原性心脏病常常发生在从平原移居到高原或从高海拔到更高海拔处的居民，它的发病率随海拔的逐渐升高而上升，移居者的患病率显著高于世居者。

 小知识

因为慢性缺氧引起的肺动脉高压是高原性心脏病的基本特征，可发展为心脏右心室肥厚，出现心脏功能不全。由于高原低氧，肺小动脉持续收缩，使肺动脉压持续升高。肺动脉平均压在 21 ～ 30 毫米汞柱为轻度肺动脉高压，30 ～ 50 毫米汞柱为中度肺动脉高压，超过 50 毫米汞柱为重度肺动脉高压。

2．高原低氧对心脏的影响　高原低氧可造成心肌能量生成不足，使心肌的收缩和舒张功能下降，可能会引起心脏功能减退，出现期前收缩、房室传导阻滞等心律失常。严重缺氧时，心肌细胞的蛋白质合成减少，分解加速，心肌细胞发生溶解，可能会引起心肌的坏死，这样，心脏的功能就更差了。

3．高原性心脏病的表现　高原性心脏病在早期可有头痛、疲乏无力、睡眠紊乱（失眠或嗜睡、昏睡）、食欲减退等表现，随着病情的进一步发展，会出现心慌、胸闷、呼吸困难。当发生心脏功能减退时，还会有咳嗽、咳血痰、腹胀、尿量减少以及全身水肿。患者的口唇、甲床、耳垂、舌因为缺氧颜色会呈暗红色，有的患者手指末端会变大，称为"杵状指"（图 2-4）。

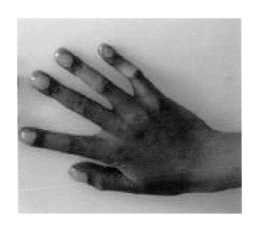

图 2-4　杵状指

4．高原性心脏病患者需要做的检查　首先需要查血常规、心电图、心脏彩超，看看有没有心律失常、心脏的结构发生了哪些变化、心脏的功能怎么样、血红蛋白的水平如何等，还应该做肺部的检查如胸部 X 线拍片（图 2-5）、肺功能测定，来观察肺部有什么改变，比如有没有肺气肿、肺部感染等。

5．与高原性心脏病相似的其他心脏病　常见的先天性心脏病、肺心病的表现和高原性心脏病相似，应到医院做相关的检查以明确诊断。

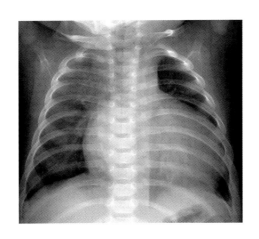

图 2-5 高原性心脏病的 X 线胸片表现

6．高原性心脏病的治疗 应该注意劳逸结合，保证睡眠时间及睡眠质量，并进行适当的体育锻炼。调整饮食，多食水果和新鲜蔬菜，禁止过量饮酒和吸烟。消除思想顾虑和压力，积极配合医务人员的治疗。

首先应该吸氧，这是很重要的，有条件时也可以用高压氧治疗。病情严重的患者应该转移到平原或海拔较低的地方进行治疗。

 小知识

氧疗：长期氧疗能减轻右心负荷，改善右心结构与功能。不仅能纠正慢性高原性心脏病患者的低氧血症，而且使血液黏度降低，进而改善患者的生活质量。

7．治疗高原性心脏病的药物　心脏功能不全的患者可以用洋地黄类药物（如毛花苷 C、地高辛）、利尿剂（如氢氯噻嗪、呋塞米）。这两类药物可以改善心脏的功能，缓解患者不舒适的症状。硝苯地平、酚妥拉明、西地那非、波生坦等药物可以降低肺动脉压，在临床上也是常用的药物。上述药物均应在医生指导下使用。

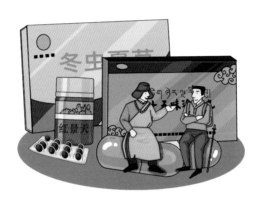

在高原因低氧、寒冷、干燥等特殊环境，高原性心脏病患者极易并发呼吸道感染，因此积极有效地预防和控制呼吸道感染十分重要，可酌情选用广谱或一般抗生素（建议在医生指导下使用）。对高原性心脏病有防治作用的藏药有红景天、冬虫夏草、索罗玛宝、十五味珍珠丸、二十五味沉香丸、三味檀香散等。

四、你了解高原红细胞增多症吗？

1. 高原红细胞增多症的定义　高原红细胞增多症（简称"高红症"）是由于高原低氧环境引起的红细胞过度增生的一种慢性高原病。与同海拔高度的健康人相比，高原红细胞增多症患者的红细胞、血红蛋白、红细胞容积显著增高，动脉血氧饱和度降低。

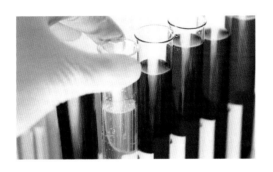

 小知识 ···

　　我国青藏高原世居藏族人群高红症的发病率显著低于移居汉族人群。调查发现，喜马拉雅世居夏尔巴人不易患此病，而南美洲高原印第安人红细胞的生理水平较高，且易患此病。这种差别的本质在于群体的高原适应模式不同。从人类进化理论看，在青藏高原生存了约5万年的藏族其适应历史超过了其他高原群体，在长期的自然环境中逐步建立了完整的高原适应体系，获得了最佳的高原适应性。

．．．

2．高原红细胞增多症和海拔的关系　本病的发病率随着海拔升高而上升，海拔越高，空气越稀薄，大气中氧分压也越低，从而导致机体缺氧加重，发病率升高。在海拔 3000 米以下地区仅有少数人发病，发病率约为 0.8%；海拔 3000 米以上地区发病明显增多，发病率约为 2.43%；海拔 4000 米以上地区发病率上升至 4.27%。

3．高原红细胞增多症以男性多见　可能有以下原因：雄性激素可以促进促红细胞生成素的作用使红细胞生成，而雌激素则抑制促红细胞生成素的作用，减少红细胞的生成；男性劳动强度比女性大，且吸烟、饮酒者多。这些因素都使男性比女性更容易患高原红细胞增多症。

4．吸烟与高原红细胞增多症的关系　烟草燃烧时产生一氧化碳、尼古丁、烟焦油等对人体有害的成分，这些成分作用的结果，可导致肺的呼吸功能障碍，人体的摄氧量减少而发生缺氧，从而诱发高红症。另外，吸烟能增加人体的红细胞和血红蛋白的含量。烟草不完全燃烧产生的一氧化碳进入血液中与血红蛋白结合，使血红蛋白失去结合氧的能力。所以，在高原地区长期大量吸烟，会加重低氧血症，易致高原红细胞增多症的发生。

小知识 ⋯⋯⋯⋯⋯⋯⋯⋯⋯⋯⋯⋯⋯⋯⋯⋯⋯⋯⋯⋯⋯⋯⋯⋯⋯

　　高原低氧易出现呼吸周期性变化，呼吸暂停是最常见的一种表现，反复或较频繁的呼吸暂停，易加重低氧血症，从而诱发红细胞增生过度，导致高红症的发生。

⋯⋯⋯⋯⋯⋯⋯⋯⋯⋯⋯⋯⋯⋯⋯⋯⋯⋯⋯⋯⋯⋯⋯⋯⋯⋯⋯⋯⋯⋯⋯⋯⋯

　　5. 高原红细胞增多症的表现　因为大脑耗氧量大，对缺氧耐受性差，因此几乎所有患者都会有头晕、头痛、头昏、记忆力减退、失眠或嗜睡等表现。多数患者会出现心慌、气短、胸闷等症状，有的患者会发生下肢或全身水肿、尿量减少等症状。由于消化道黏膜缺氧，影响消化道功能，多数患者有腹胀、食欲减退、消化不良等症状，部分患者因为胃、十二指肠溃疡出血而出现腹痛、黑便等症状。还有的人会发生鼻出血、牙龈出血、皮肤黏膜出血点或淤斑。

　　6. 什么是高原红细胞增多症的"多血貌"　高原红细胞增多症的患者常表现为皮肤黏膜青紫，尤其是口唇、面颊、鼻尖、耳垂、手掌、指甲等部位。面颊毛细血管扩张呈紫红色条纹交织成网状，眼结膜充血，形成特殊的面部表现，通常把这种特殊面容称为"多血貌"（图2-6）。口腔黏膜和舌质青紫或紫红，舌下静脉血管盘状扩张。皮肤可见散在的出血点或淤斑，在甲床的基底部更易见到。

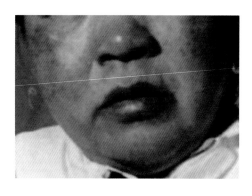

图 2-6 "多血貌"特征（面颊部、口唇呈青紫色）

7．诊断高原红细胞增多症最主要的指标　高原居民（尤其是移居者）红细胞值生理范围波动较大，因而红细胞比容测定数值最为可靠，是诊断高原红细胞增多症的主要指标，血红蛋白（Hb）次之。一般女性 Hb ≥ 190 克 / 升，男性 Hb ≥ 210 克 / 升，红细胞比容≥ 65% 就可以诊断为高原红细胞增多症。

8．高原红细胞增多症患者的血氧饱和度　高原红细胞增多症患者血氧饱和度明显低于同海拔高度的健康人。一般高海拔健康人血氧饱和度在 85% ~ 93%，而高原红细胞增多症患者多在 64.8% ~ 84.6%，个别人甚至会低至 60%。

9．高原红细胞增多症患者的心脏改变　表现为：右心室增大，肺动脉增粗，心脏功能下降。做心电图时可以发现不完全性右束支传导阻滞或左前分支传导阻滞、ST-T 改变等。

10．高原红细胞增多症患者的眼底改变　患者可有视网膜静脉扩张、弯曲或呈腊肠样，个别患者有视网膜静脉血栓形成，有的患者还有视网膜动脉扩张或痉挛、硬化，少数患者会出现视网膜点状、片状出血（图 2-7）。

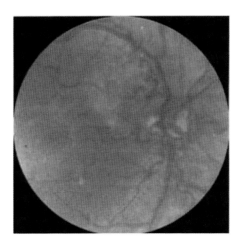

图 2-7　高原红细胞增多症患者的眼底改变

11．高原红细胞增多症患者的胃镜检查改变　高原红细胞增多症患者做胃镜时，可以看到胃黏膜呈暗红色，黏膜轻度水肿，个别可见点状、片状出血。典型的患者胃黏膜呈牛肉红样，食管静脉曲张、颜色发蓝，食管下段或贲门黏膜充血、糜烂。

12．高原红细胞增多症的治疗　高原红细胞增多症最有效的治疗方法是脱离低氧环境。基本治疗方法包括：吸氧、高压氧治疗。另外，患者因为血液呈高凝状态，可以给予抗凝治疗，但需医生严密监测患者病情，避免发生不同部位的出血。

中医中药治疗高原红细胞增多症是我国特有的优势，如红景天对本病有一定的治疗作用。

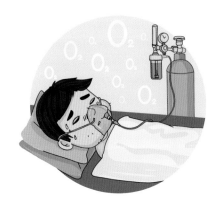

13．高原红细胞增多症患者的注意事项　充分休息，减轻劳动强度，避免剧烈的体力活动，保证休息时间，特别是保证夜间睡眠时间，改善睡眠环境，提高睡眠质量。多食水果和新鲜蔬菜，补充各类维生素，保持大便通畅，禁止吸烟和饮酒。

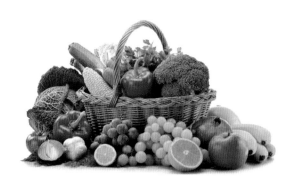

五、我们从哪些方面了解高原昏厥？

1. 高原昏厥的定义　高原昏厥是由于大脑一过性供血或供氧不足而发生的短暂的意识障碍。发生的原因比较多，比如对低氧环境恐惧，精神紧张而引起呼吸极度加快，引起大脑毛细血管收缩，使脑组织缺氧而发生意识障碍。高原红细胞增多症患者因为血液黏稠，影响气体交换，甚至堵塞毛细血管，使部分大脑组织供氧中断也会发生昏厥。高原昏厥发生前，可以有头昏、头痛、心慌、胸闷、恶心、心前区堵塞感、肢体麻木、出汗等表现，昏厥发作后患者会感到四肢无力、恶心，有排便感。

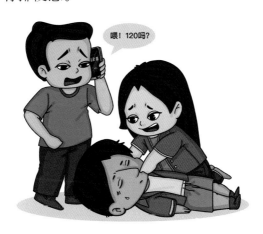

2. 高原昏厥的防治　高原昏厥可诱发或加重高原性疾病，应以预防为主。如进入高原前应进行心理准备，避免恐惧和情绪紧张；海拔 4500 米以上尽可能避免剧烈运动，减少氧的

消耗。

如果发生昏厥，应立即使患者躺平，松解衣领，针刺人中或合谷穴，并及时就医治疗。患者可以给予吸氧。做好心理护理，向患者解释、安慰，消除患者对高原的恐惧和紧张情绪。因患者意识尚未完全恢复，常有无意识行为出现，加强护理，防止意外。

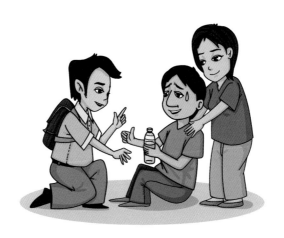

六、高原血压异常包括哪些方面？

1. 高原血压异常　高原居民中有少部分人（多数为移居者，也有迁居平原后又重返高原的世居者）的血压值经常明显地高于或低于高原健康人群血压的正常范围，表现为高血压、低血压或脉压减小，如果这种血压异常状态持续存在，就称为高原高血压或高原低血压，统称为高原血压异常，对

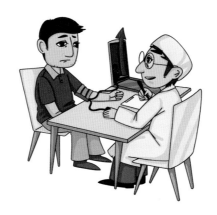

人的大脑、心脏及肾等重要脏器产生影响。

2．高原高血压　高原高血压是指长期生活在高原地区，而又不能适应高原环境或适应不全，从而发生以血压异常升高为主要表现，同时伴有慢性高原适应不全的其他表现，而且移居平原后血压可恢复正常的病症。文献报道高原血压异常症的总发病率为40%～50%，高原高血压的发病率在青藏公路沿线为14.14%，西藏地区的发病率约为20%。

 小知识 ···

高原高血压的发病机制

①儿茶酚胺水平升高：高原环境下，缺氧使交感神经兴奋性增加，血液内儿茶酚胺水平升高，造成血管痉挛，血管外周阻力增加，血压升高。②血管运动中枢活性增强：人体缺氧，可以使血管运动中枢活性增加，外周血管阻力增加，

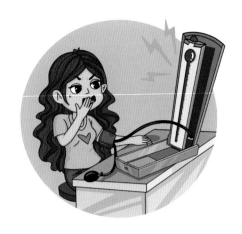

心率加快，血压升高。③肾素-血管紧张素-醛固酮系统激活：机体缺氧环境中，血液重新分布，肾血流量下降，肾素-血管紧张素-醛固酮系统激活，血压升高。

3．高原高血压的诊断　当移居到海拔 3000 米以上高原地区后，成人血压增高至 160/95 毫米汞柱以上，而返回平原后血压自行下降，重返高原后血压又复升高，在排除原发性高血压和其他原因引起的继发性高血压后，就可以诊断为高原高血压。高原高血压患者一般年龄较轻，移居高原前无高血压病史。

4．高原高血压的治疗　高原高血压患者和原发性高血压患者一样，有头晕、头痛、耳鸣、失眠等表现，它的治疗原则基本和原发性高血压的治疗一样，但在使用一些特殊药物时，如利尿剂应慎重，因为在高原地区人体的血液浓缩，血液的黏度较平原增高，过多地使用利尿剂易发生血管的栓塞。对这样的患者，首先可以进行高原卫生宣教，使患者消除精神过度紧张的心理，保持情绪稳定，避免剧烈运动，注意适当休息，防寒保暖，避免烟酒，低盐饮食。对精神过度紧张者可给予镇静剂，如地西泮睡前服用，保证充足的睡眠，增强其适应高原的能力。监测血压变化，对病情较重者可移往平原地区治疗。

5．高原低血压　在平原血压正常的人如果移居到海拔3000米以上的高原后，血压逐渐降低到90/60毫米汞柱或以下，并且出现眩晕、头痛、耳鸣、容易疲劳、注意力不集中、工作能力减低、易出汗、四肢冷、失眠等，返回平原后血压自行上升，而重返高原血压又复下降，在排除其他原因引起的继发性低血压后，就可以诊断为高原低血压。高原地区低血压的发病率为8.62%，移居者比高原世居者多见。高原低血压可发生于移居高原后的第1年内。世居者低血压以25岁以下青少年多见，移居者低血压无年龄差异，移居高原时间越长，发病率越高。

 小知识

高原低血压的发病机制

①血管平滑肌舒张：低氧使周围血管平滑肌舒张，毛细血

管开放增多，使周围血管阻力下降。②心肌抑制：低氧对心肌有抑制作用，使心肌收缩力下降，心输出量降低，同时血容量减低，使血压（主要是收缩压）下降。③迷走神经兴奋性增强：低氧使自主神经功能紊乱，迷走神经兴奋性增强，使血压下降。

6. 高原低血压的治疗　首先可以进行自主神经功能调节治疗，比如口服谷维素片。另外可以口服中药，比如生脉饮（党参 10 克，麦冬 10 克，五味子 6 克，水煎服）。

七、我们从哪些方面了解高原衰退症？

1. 高原衰退症的定义　高原衰退症是指移居者对高原低氧环境适应不全所出现的脑力及体力衰退的现象。对高原衰退症的发病率报道不一。有人报道在海拔 2260 ～ 2800 米地区，高原衰退症发病率为 1.06%；海拔 3050 ～ 3800 米地区发病率为 3.94%。也有调查报告显示，在海拔 3658 米的地区，高原衰退症的发病率可高达 50% 以上。

 小知识

高原衰退症的发病机制

①微循环障碍：生活在高原低氧环境的居民由于红细胞

增多、血液黏度增加，微循环中血流缓慢、淤积，不利于组织血流灌注和氧气的运输及交换，进而影响组织、器官的结构和功能，使机体多器官发生功能衰退。②自由基学说：高原居民体内存在自由基代谢失衡，其特点是海拔越高，氧自由基增加和清除能力下降越明显。严重的自由基代谢失衡必然会损伤机体细胞的结构和功能，导致人体的衰退。③神经、内分泌功能紊乱：神经系统衰退主要是因为高原低氧影响了脑功能，使人的脑力活动发生了不同程度的衰退。缺氧时，注意力明显减退，记忆力下降。④免疫功能低下：长期生活在高原低氧环境下的居民可有免疫功能减退，引起细胞功能失调和代谢障碍，使人体的功能衰退。

2．高原衰退症的表现　可以有脑力衰退症状，表现为头痛、头晕、失眠、记忆力减退、注意力不集中、判断能力下降等；也可以有体力衰退症状，表现为食欲减退、消瘦、疲乏无力、劳动能力下降；还可以导致内分泌功能失调，表现为性功能减退、月经失调等。这些人多有血压降低、脱发、牙齿脱落、指甲凹陷、晨起面部及下肢间歇性水肿等表现。

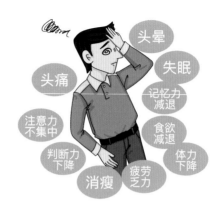

3．高原衰退症的预防　可以进行适当的体育锻炼，选择活动量小的运动项目如太极拳、气功、散步等，每天进行半小时至 1 小时，夏秋季节运动时间可稍长，春冬季节运动时间适当缩短。同时，应避免劳累，保持情绪稳定，劳逸结合。有的人在平原休息一段时间后，可完全恢复，甚至再次返回高原也不复发。如果本症患者返回高原后症状再次复发，而且症状较重者，应返回平原，或在低海拔地区生活和工作。

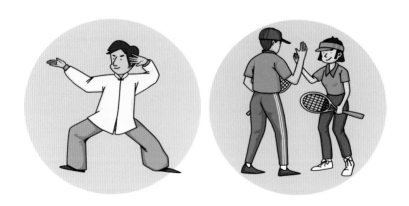

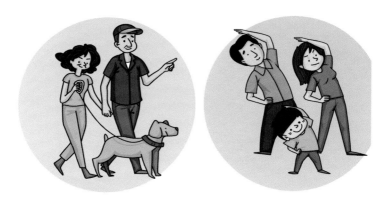

4．高原衰退症的治疗　失眠者给予适当的安眠药物，头痛者可给予止痛药，情绪有波动者可口服谷维素等药物。维生素 C、维生素 E 等药物对于延缓高原地区中、老年人脏器的老化进程和预防高原衰退有一定好处。红景天、枸杞、沙棘（图 2-8）能提高人体内的超氧化物歧化酶水平，清除体内

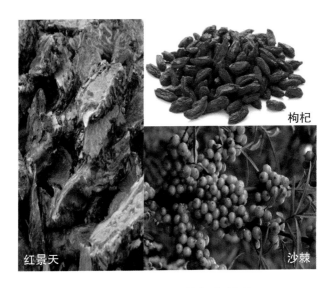

图 2-8　红景天、枸杞和沙棘

氧自由基，可减少氧自由基对机体的危害，对于延缓高原衰退有一定意义。

第四节　其他高原病

近年来，从平原移居高原的人数越来越多，如 2010 年的青海玉树地震后，数以万计的援建者从平原移居高原，参与青海玉树灾区的重建。高原低氧一方面引起高原特发病，如急性高原反应、高原肺水肿、高原脑水肿、高原红细胞增多症、高原性心脏病等；另一方面平原的一些常见病在高原上也有一些特殊表现，例如雪盲、指甲凹陷、白内障、头痛、睡眠障碍、上消化道出血、日光性皮炎、慢性唇炎等，这些高原常见病严重威胁着常驻高原人员的身体健康。

一、你知道雪盲吗？

1. 雪盲的定义　雪盲是眼睛角膜及结膜上皮受紫外线伤害而发生的急性炎症，常见症状有畏光、流泪，发病期间部分会有视物模糊的情况。眼睛在受到伤害时到出现症状之间称潜伏期，通常潜伏期为 0.5 ~ 24 小时，一般为 6 ~ 8 小时，

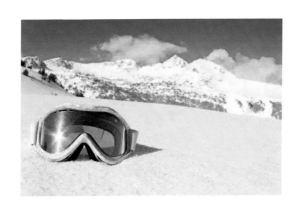

发病初期眼睛可有剧烈灼痛，眼睑痉挛，视物不清，同时有虹视、头痛和视力减退等表现。发病数小时至 2 日内症状最严重，一般 3 ～ 7 天基本恢复，严重损伤时视觉障碍可延续数周，一般无后遗症。

2．导致雪盲的原因　高原紫外线强度比海平面高 10% 左右，而在雪地反射光线下紫外线强度更高。在雪地行军或作业者由于未佩戴防护用具或训练时间过长，强烈的紫外线光通过雪地反射入眼，致角膜、结膜灼伤，导致急性炎症。由于对雪地行军或作业时防护知识及经验不足，可导致雪盲发病率很高。佩戴墨镜与未佩戴墨镜相比较，雪盲发生率低而且症状轻。

 小知识

进驻高原的人要佩戴防紫外线的有色防护眼镜，尤其是通过或逗留在雪地的人更要注意，即使在阴天也不应轻易取下。如果暂时没有防护眼镜，可以用硬纸片切一水平缝隙，固定在眼前通过缝隙视物，或放低帽檐、缩小眼裂（眯眼），或用布条、有色玻璃纸、牛皮纸等剪成条，编成网状物遮于眼前，一定不可大意。另外，如果要外出在高原雪地里行走，一定要戴上颜色很深的专用防护镜，避免雪盲症。

二、高原白内障是怎么发生的？

白内障在高原地区发病率为23% ~ 30%，明显高于平原地区，高原地区女性的白内障发病率高于男性，而年龄越大白内障发病率越高。海拔越高，红外线及紫外线辐射越强，是诱发高原白内障的重要原因。高原地区空气稀薄，氧分压低，辐射量加倍增高，高强度的辐射可直接使晶状体发生变性，破坏其正常的组织结构，亦可引起虹膜血管发生硬化，导致血液循环障碍，影响晶状体代谢功能，使晶状体发生变性、变混浊。另外高原地区通常较为寒冷，新鲜水果蔬菜较少，使得维生素摄取不足，体内维生素含量较低，血中过氧化脂质增加，引起晶状体混浊，诱发白内障。此外晶状体缺乏维生素的保护，易遭到光化学物质的损害，加速白内障的形成。

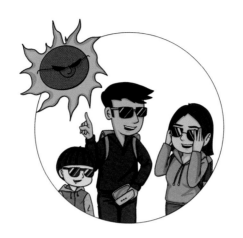

 小知识 ⋯⋯⋯⋯⋯⋯⋯⋯⋯⋯⋯⋯⋯⋯⋯⋯⋯⋯⋯⋯⋯⋯⋯⋯⋯⋯⋯⋯

　　高原白内障患者平时在防护和饮食方面都要加以注意。为有效预防白内障的发生应做好防护工作，尽量减少户外活动。从事高原作业的人应佩戴防护眼镜，尽可能多地摄入水果蔬菜，补充维生素，提高机体的免疫力。

三、高原指甲凹陷症是怎么回事？

　　1. 高原指甲凹陷症的定义　高原指甲凹陷症又称匙状甲或反甲症。是一种指甲变形的疾患，多发生在我国西藏、青海、新疆等海拔 2000 米以上高原地区人群中，发病率一般劳动者为 50% ~ 60%，重体力劳动者可高达 90% 以上。多发于拇指、示指和中指，右手多于左手。该病的发病率随着海拔的升高而增加，体力劳动者或经常接触冷水者容易发生。

2．引起高原指甲凹陷症的原因 高原指甲凹陷症的发病原因比较复杂，根据研究结果分析与以下因素有关。

（1）高原低氧：高原低氧使末梢血液循环不良，供血不足而营养缺乏，使指甲粗糙而易受损伤。

（2）维生素缺乏：高原营养调查表明，维生素摄取量不足，加之高原环境中胃肠道吸收功能差，易发生维生素缺乏，尤其以维生素 C 缺乏常见，补充维生素后部分指甲凹陷得以恢复。

（3）冷水刺激：高原地区气候寒冷，局部易遭受冷水刺激，致肢端毛细血管收缩，血液循环不良。

（4）体力活动：高原环境致机体缺氧，而体力活动耗氧增加，缺氧加重，指甲供血不足。

（5）微循环障碍：研究表明平原人进入高原后很快发生指甲凹陷症，这可能与代偿性红细胞增多有关，致指端微循环障碍。临床表现较轻者为指甲变平、增厚粗糙，严重者凹陷、失去光泽，边缘撕裂、出血和疼痛。

3．高原指甲凹陷症的治疗

（1）一般无需特殊治疗，每日用温热水浸泡双手，以改善局部循环。尽可能减轻劳动强度，适当给氧，保证足够维生素摄入，改善饮食促进营养吸收。

（2）治疗包括口服抗缺氧药物以及滋阴补气、活血化瘀的中药。

四、高原睡眠障碍是怎么回事？

初次进入高原常常出现失眠、多梦，从睡眠中突然醒来，早晨感觉没睡好，全身乏力、情绪烦躁等表现。那么哪些原因可以引起高原睡眠障碍呢？环境变化造成的紧张、恐惧心理，高原低氧造成机体的缺氧环境，导致对缺氧最为敏感的中枢神经系统功能失调。多数人经数天可自然消失，部分患者可持续数周或数月。因此改善睡眠质量对促进初次进入高原者提高生活质量及工作能力有很重要的意义。另外在调查失眠时同时比较了人员白天困倦状况，发现在海拔 3600米及 4400 米两处的白天困倦和失眠程度均呈现明显的正相关。夜间失眠的增加，睡眠质量的下降势必直接影响到白天的注意力。

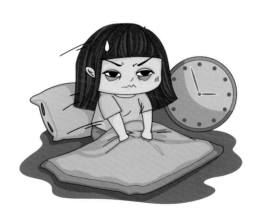

小知识 ···

　　对于睡眠障碍的改善方法主要是：调理情绪与心境；睡前不宜饮浓茶、咖啡等兴奋剂；用温热水洗澡洗脚；睡觉时放松使身体处于一个最舒适的姿势；必要时可适当服用镇静安神药物。另外吸氧也是治疗失眠的有效方法，高压氧对高原急慢性恶性失眠有较佳疗效。

···

五、高原性唇炎是怎么回事？

　　1. 高原性唇炎原因与表现　慢性唇炎是发生在唇部的炎症性疾病，病程较长，病情时轻时重，反复发作，病因较复杂，可能与物理、化学、腺体异位、个体素质等多因素有关。高原地区特殊气候环境可能是高原性唇炎高发的危险因素，但高原性唇炎不等同于慢性唇炎或光化学唇炎，它不单单是紫外线强度高所致。在寒冷、干燥季节，风吹日晒，常使唇部干裂发炎，咬唇者更易患此病。本病多发于下唇，也有上唇发病者。病程长，有反复发作史，以冬、春干燥季节多发，严重者可四季发病。唇黏膜肿胀，色暗红，干燥，有广泛灰白色秕糠状鳞屑，或有皲裂，局部发痒发干，灼痛不适。严重者可有糜烂、脓性分泌物，可影响到嘴唇功能（粘连后不能张开）。干燥脱屑性唇炎是高原性唇炎最主要的类型，临床表现为唇部干燥脱屑，重者有皲裂、出血，夏季发病率较低，冬季发病率高，拉萨地区唇炎发病率可达 76.5%。

2．高原性唇炎的治疗　根据各型临床表现特点，糜烂性唇炎主要采取局部湿敷抑制渗出，控制感染；真菌性唇炎使用抗真菌药物；干燥脱屑性、腺性及肉芽肿性唇炎主要应用糖皮质激素。近年来研制的高原护唇膏可有效促进唇创面愈合，明显减轻疼痛，显著降低高原性唇炎的发病率，是治疗和预防高原性唇炎有效的药品。

六、高原日光性皮炎是怎么回事？

因日光照射所引起的急性或慢性皮肤病统称为日光性皮炎，又称为晒斑。好发于春末夏初，是由于中波紫外线强烈照射而引起的急性皮肤炎症。从发病机制上看，日光性皮炎可分为光毒性皮炎与光变应性皮炎。光毒性皮炎由光毒性反应所致，这种反应没有变态反应机制，大部分对日光敏感的人均可发生，首次暴露即可发病。光变应性皮炎由光变应性反应所致，多由于皮肤接触了光感物质，或通过进食和注射光感物质后，分布于皮肤，暴露在阳光下，经过一定的潜伏期才发病。高原地区紫外线特别是短波紫外线增强，日光性皮炎发病率较高。另外长时间在强烈的日光下暴晒亦容易引

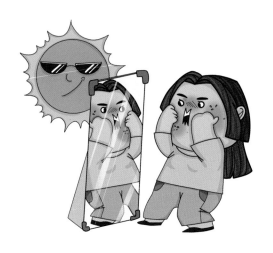

起日光性皮炎。高原寒冷、干燥、低氧和强日光辐射等因素，是致高原日光性皮炎的根本原因。本病起病急，症状、体征简单，易于诊断，但有时应注意与接触性皮炎相鉴别。

 小知识 ···

　　对于光毒性皮炎，日光敏感者可采用在日晒前15分钟在暴露部位涂防晒霜，或戴草帽和白色手套进行防护。已经发病者主要采用外用药物疗法，以消炎、止痒、止痛为原则，一般可以外用炉甘石洗剂，有全身症状者可以对症处理。对于光变应性皮炎，可以口服如维生素或烟酰胺等，阻抑或减弱光敏作用。较严重者，请皮肤科医生诊治。

···

七、高原冻伤是怎么回事？

青藏高原冬季寒冷漫长，气候多变，生活在这一区域的生物群体除缺氧因素对机体的影响外，也易受寒冷的侵袭。局部长期暴露于严寒条件下，血液循环不良，组织营养障碍而形成的组织损伤，亦称冻伤。其原因是由于高海拔处蒸发散热多和受辐射强烈，缺氧影响代谢产热，脑力活动亦受影响。高原条件下血液有高凝倾向，缺氧能增加微血管的通透性，使皮肤静脉顺应性降低，低碳酸血症引起外周血管阻力增加，血流量下降。另外高原人烟稀少，地形复杂，交通不便等会影响冻伤的救治。

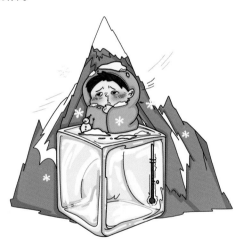

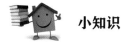 **小知识** ···

冻伤治疗的十大要点

①人员互相照顾，尽快脱离寒冷环境；②避免外伤；③避免冻‑融‑再冻伤；④防感染；⑤保持清洁；⑥复温；⑦树立信心；⑧晚期的手术干预；⑨治疗并发症；⑩防止以后再次受冻伤。同时，冻伤时禁止拍打、冷水浸泡或雪搓、烤火等，在高原现场不主张饮用咖啡饮料及使用扩张外周血管药物。

八、进入高原为什么会出现胃部不适？

进入高原的人常感觉食欲减退，并有腹胀、腹泻等消化功能紊乱的表现。在急性高原反应中，以胃肠道反应最为突出，而且常常由此引起机体内环境紊乱，严重影响身心健康和工作效率。高原胃肠应激反应的一般表现主要为恶心、呕吐、腹痛、腹泻、食欲减退等消化道症状。在进驻海拔5000米高原的人群中，恶心、呕吐、腹痛、腹泻、食欲减退等消化道症状发生率达81%，除了上述症状还有少数人发生消化道出血和穿孔。一般认为，消化道出血和穿孔多发生在原有胃、十二指肠溃疡的基础上。久居高原者，慢性胃炎患者也比较多见。

小知识 ··

　　首先进行心理疏导，消除紧张、恐惧心理，加强适应性锻炼。注意饮食，加强营养，保护胃肠道功能以减轻胃肠道应激反应。原患有严重胃肠道疾病者应暂缓进入高原，胃肠应激综合征病情严重而长期不能适应者可转入平原。

九、为什么高原地区的上消化道出血发病率较高？

　　高原地区的上消化道出血发病率较平原地区为高，男性高于女性；这可能与男性饮酒、吸烟、雌激素水平低于女性有关。其主要原发疾病为急性胃黏膜病变、消化性溃疡、慢性胃炎等。急性胃黏膜病变引起的上消化道出血的发病率高于其他疾病所致出血，且有病程长、易休克的特点。急性应激性溃疡引起的出血多发生于急进高原3～10日内，发病急剧，往往出血快速、量大、持续时间较长。在高原易发生消化道出血的原因是：进入高原后，机体对高原低氧及紧张、恐惧等情绪的应激，使胃肠道血管收缩等致黏膜缺血，黏膜抵抗胃酸消化的能力降低；同时胃酸和胃蛋白酶分泌增多，黏液生成减少；机体对高原低氧的适应性代偿，发生红细胞增多、血液黏稠、血流缓慢等使胃、十二指肠黏膜发生坏死，形成糜烂或溃疡。此外影响胃黏膜屏障功能的因素还有高原寒冷、吸烟、酗酒，多易损伤胃黏膜。有活动性溃疡者不宜进入高原。应避免各种刺激因素，如吸烟、饮酒及对胃黏膜有刺激的食物和药物。对有应激因素者可服用胃黏膜保护剂如奥美拉唑、泮托拉唑、埃索美拉唑等药物。

（任　明　樊世明　王　红）

第三章

高原健康保健知识

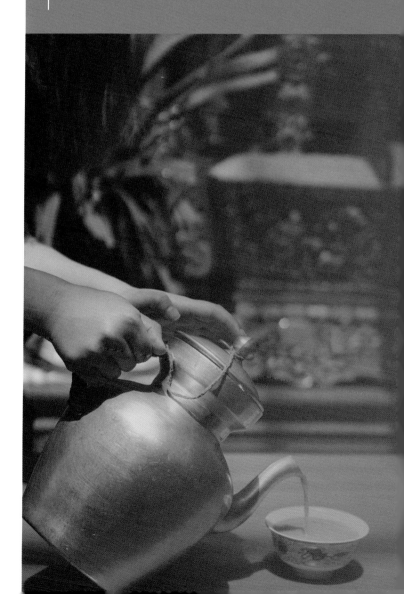

第一节 高原善身保健之道

一、为什么要进行高原保健？

人们常说，人与自然是一个有机的整体，自然环境是人类赖以生存和发展的条件和基础，而气候是影响人体健康的主要因素之一。处于地球"第三极"的青藏高原，因为其低氧、低温、低气压等气候条件，环境更是与人的健康息息相关。

近年来，随着广大群众生活条件的改善，对美好生活的向往不仅仅满足于物质方面，而向更高层次的精神层面转型。旅游也不再满足于周边游和耳熟能详的传统景区，想要到更高更远的地方去看看祖国大好山河。青藏高原，这片神秘而古老的土地经常以它的博大和神秘撩拨起人们内心深处对大自然的无限憧憬。"是谁日夜遥望着蓝天，是谁渴望永久的梦幻，难道说还有赞美的歌，还是那仿佛不能改变的庄严，我看见一座座山一座座山川，一座座山川相连，那就是青藏高原……"一曲《青藏高原》，使青藏高原成为无数人向往的圣地。

随着"西部大开发"及"一带一路"高质量发展的战略部署，进入高原的人员逐年增多，新格局的推进，使每年进入高原人员达到 7000 多万人次。虽然高原地区空气清新、水质清澈，对人体的健康十分有益。但是对于初入高原的人们来说，若要很快适应高原的环境，还需要一些准备工作。

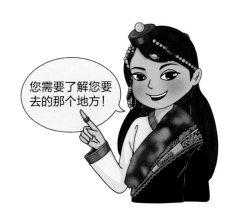

您需要了解您要去的那个地方！

首先我们来了解高原的区域位置及气候特征。我国高原面积辽阔，主要集中在西藏、青海、新疆等地。青藏高原有"世界屋脊"之称，平均海拔在 4000 米以上。

从平原到高原后，由于气压低、大气中氧分压降低，易导致人体缺氧，海拔越高，进入高原的速度越快，缺氧越明显，越易引起急性高原病，包括急性高原反应、高原肺水肿、高原脑水肿等。短时间内急进高原可产生头痛、心悸、气短等反应。重者还有食欲减退、恶心、呕吐、失眠、疲乏、腹胀和胸闷等。因此对于初入高原者，有必要对高原特殊的气候环境有初步认识，同时了解如何进行高原保健。

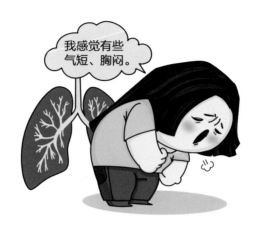

在《西藏通览》一书中曾有记载，"隆吐海拔 3876 米，空气稀薄，人马有登者，数步一休"，生动地体现了高原环境对人和动物的影响。

玉树藏族自治州位于青海省西南部青藏高原腹地，北临昆仑山脉和巴颜喀拉山脉，南望唐古拉山山系，东接川西高山峡谷，西连藏北高原，是长江、黄河和澜沧江的发源地。藏语意为"遗址"，是青海省第一个、中国第二个成立的少数民族自治州。那里有独特的高原自然景观和民俗风情，如"三江源""隆宝滩"和"可可西里"三个国家级自然保护区，独具一格、规模盛大的赛马节。每年吸引很多内地游客旅游，但玉树藏族自治州地势高耸，地形复杂，气候多变，属典型的高寒性气候，初入高原者应做好高原健康保健。

2010 年 4 月 14 日发生在青海玉树的地震举国悲痛，军队和武警部队官兵更是从全国的四面八方驰援玉树。但是由于玉树平均海拔4200米，空气稀薄，气候寒冷、干燥，辐射强，很多救援人员由平原急进高原后出现了不同程度的高原反应，严重者不得不离开救援现场。因此，做好急进高原时的卫生保健与防护，不仅对增强机体在高原的生存能力、降低高原病的发生率，而且对提高生活质量和工作效率都具有重要意义。

二、高原环境有哪些特点？

（一）低氧

在高原，缺氧是引起人体一系列生理、病理变化的根本原因。

缺氧的表现：成人在静息状态下每分钟耗氧量约250毫升，剧烈运动时可增加8～9倍。正常人体内氧储量极为有限，必须依赖呼吸、血液循环功能的协调来完成氧的运输和交换，以保证机体氧的供应。由于高原大气氧分压的降低，机体供氧不足，可能会造成器官不同程度的损害。在高原低压低氧环境下进行高强度运动时，外界的供氧难以满足机体用氧的需求，导致呼吸、心率加快，头痛、头晕、记忆力下降、恶心、呕吐、食欲减退、腹胀、疲劳、失眠、血压改变等。海拔高度与大气压、含氧量的关系见图3-1。

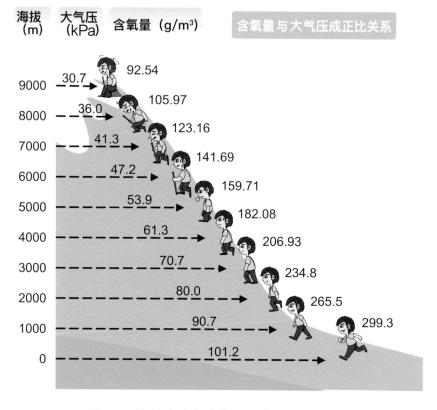

海拔 (m)　大气压 (kPa)　含氧量 (g/m³)　　含氧量与大气压成正比关系

图 3-1　海拔高度与大气压、含氧量的关系

 小知识 ··

　　瑞典卡罗林斯卡医学院于 2019 年 10 月 7 日颁发了诺贝尔生理学或医学奖，该奖项被授予美国哈佛大学医学院教授 William G. Kaelin Jr., 英国细胞和分子生物学家

Peter J. Ratcliffe 教授和约翰·霍普金斯大学医学院教授 Gregg L. Semenza，奖励这 3 名科学家发现了对人类以及大多数动物的生存而言至关重要的氧感知通路。

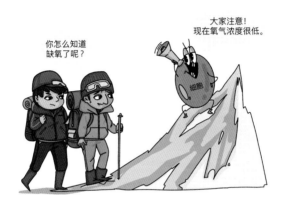

科学前沿：研究发现，细胞一旦缺氧后，就会激活"细胞缺氧反应"，通过分泌信号分子，刺激红细胞生成以及新血管的生长，提高全身以及局部氧气供应；同时改变代谢方式，降低细胞对氧气的需求和消耗。世界高原医学专家对生活在高原上的藏族人群做了相关基因研究，发现高原世居藏族高原适应的 2 个关键基因，即关于藏族人 *EPAS1*（即低氧诱导因子）和 4 个 *EGLN1*（即脯氨酰羟化酶）的识别位点在人类对高原的遗传适应中具有里程碑式的特殊意义。解释了为什么藏族人能适应高原极端低氧环境并繁衍生息。

（二）低温

相对于平原地区，高原的气温普遍较低，一般情况下，海拔每升高 100 米，气温下降 0.6℃。寒冷可以促进人体产生热量，增加氧气的消耗量而加重人体缺氧的情况；还可以降低人体呼吸道的抵抗力，引起皮肤血管收缩，回心血量增加而加重心脏负担。不仅如此，寒冷还可引起人体肺血管收缩，引起肺动脉高压。

 小知识 ··

寒冷刺激一方面会使人的交感神经兴奋，末梢血管收缩，外周阻力增加，左心室负荷加重，心肌耗氧量增加。另一方面会引起血液纤维蛋白活性增加，血液黏度增高，导致血液高凝状态。

研究报道，对存在劳累性心绞痛和寒冷不耐受的患者在不同的室温下进行运动试验，结果发现暴露于冷室（-10℃）和在正常房间吸入非常冷的空气（-35℃）导致机体的运动量显著减少。总之，在吸入非常冷的空气时可以导致运动时心脏负荷的增加，在雨雪增多，湿度增大，气温下降的条件下，使正常人或心血管疾病患者感到胸闷、气短等全身不适。

··

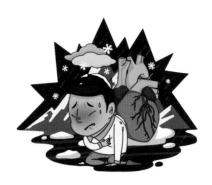

（三）风沙大、湿度低

青藏高原上的空气干燥，年、季平均水汽压和绝对湿度与同纬度地区相比都要小得多。就相对湿度而言，青藏高原和同纬度我国东部地区相比，年平均值要低，且冬季低得更多；但在夏季，高原东部的相对湿度几乎与同纬度平原地区相当。高原年平均相对湿度由南向北，由东向西递减。柴达木盆地在 40% 甚至 30% 以下，西藏西北部地区年平均相对湿度在40% 以下，这些地区也是我国相对湿度最小的地区。高原上相对湿度最大的地区在藏东南，为 60% ~ 70% 或以上。青海东北部和东南部也较大，在 60% ~ 70% 之间。

（四）紫外线辐射强度大

紫外线辐射强度大是高原对人体健康不利的又一因素。高原日照时间长，海拔越高，空气越稀薄，大气中的尘埃少，空气的透明度相应增大，被吸收的太阳射线就少，太阳射线中的紫外线也随之增强。紫外线辐射强度大，年平均辐射值每平方米 3000 ～ 6000 兆焦，强烈的紫外线照射，会引起日光性皮炎和高原晒斑等。

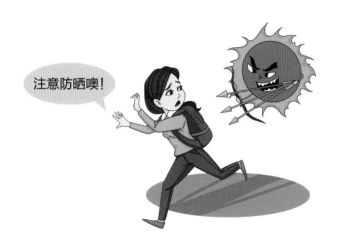

（五）气候多变

高原空气稀薄、干燥少云，白天地面接收大量的太阳辐射能量，近地面层的气温迅速上升，晚上地面散热极快，地面气温急剧下降。因此，高原早晚温差大，历经寒暑，白天烈日当空，有时气温高达 20 ～ 30℃，而晚上及清晨气温可下降至 0℃以下。高原的气候变化无常，尤其是海拔 3500 米以上的地区常常使人有"年无炎夏，日有四季"的特殊体验。多变的气候条件，使人体必须产生相应的生理调节，以适应外界环境的变化。

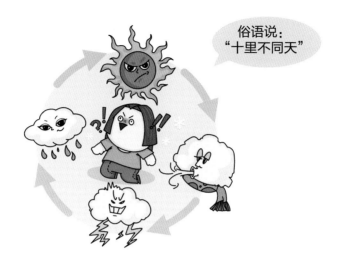

三、进入高原地区后机体会出现哪些调节性变化？

从平原地区进入高原后，人体出现的调节性变化主要表现在以下几方面。

（一）脉搏和心率

心率是缺氧最敏感的反应指标，平原地区正常脉搏为70次／分左右，初到高原时脉搏可增至80～90次／分，部分人可达100次／分以上，是人体为了适应高原环境的正常生理反应，居住一段时间后基本可恢复正常。

（二）呼吸

轻度缺氧时，首先表现呼吸加深加快，随缺氧加重呼吸频率也进一步加快，人们会感到胸闷、气短等不适。而适应后，可逐渐恢复。

（三）血压

平原地区成人正常收缩压为 90 ~ 139 毫米汞柱，舒张压为 60 ~ 89 毫米汞柱。初进入高原后，暴露于低氧环境，使得交感神经兴奋、儿茶酚胺类物质释放和缩血管因子分泌增加，血管阻力增加，导致血压升高，进一步促进血液循环，提高气体交换和氧气运输率。随着在高原停留时间的延长，机体内环境的不断适应，血压可逐渐平稳。

（四）神经系统

中枢神经系统特别是大脑对缺氧极为敏感。轻度缺氧时，神经系统兴奋性增强，如情绪紧张、易激动等，继而出现头痛、头晕、失眠、健忘等。进入较高海拔地区后，则由兴奋转入抑制过程，表现嗜睡、神志淡漠、反应迟钝。少数严重者会出现意识丧失甚至昏迷，转入低海拔地区后大部分人可恢复正常。神经系统的症状表现还与个体心理状态和精神情绪密切相关。对高原有恐惧心理，缺乏思想准备者，反应较明显；相反，精神情绪状态良好者反应较轻。

小知识 ···

　　一般认为高原低氧会对中枢系统产生不好的影响。但研究发现，缺氧时，大脑可自动调节，血流速度改变、血管舒张、启动侧支循环，增强代谢储备，以维持正常脑循环，保护脑组织免受缺血缺氧损伤。而通过预先反复短暂缺氧预处理可使脑组织产生低氧适应，增强脑储备力，激发内源性保护作用，促进损伤大脑的结构和功能的恢复。研究表明，适度间歇性暴露于高原低氧环境中，可以作为保护和提高脑储备力的手段。

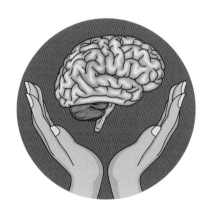

（五）消化系统

　　进入高原后消化腺的分泌和胃肠道蠕动受到抑制，除胰腺分泌稍增加外，其余消化食物的唾液、肠液、胆汁等分泌物较平原时减少，肠胃功能明显减弱。因此可能出现食欲减退、腹胀、腹泻或便秘、腹痛等一系列消化系统紊乱症状。

四、为什么藏族居民可以在高原长期生存？

（一）自然选择

世代定居在青藏高原的 700 多万藏族居民中，绝大部分分布在 3500 米以上高海拔地区。研究发现，在 3 万年前的旧石器时代晚期，藏族居民就已定居青藏高原，并开始了对高原低氧环境的生理适应。相对于平原人群到高海拔地区产生的短暂习服效应，藏族人群在生理上演化出一套有效的氧摄取、氧运输和氧交换的生理功能，如更高的通气量、较低的肺动脉压、较高的血氧饱和度和相对较低的血红蛋白浓度等。因此从生物学特点来说，是在高原长期居住后获得的，是他们种族起源的自然适应。总之，由于受遗传及环境因素的影响，使世居藏族人适应了长期高原低氧的环境。

 小知识 ·······

科学家基于基因组学数据，鉴定出一批以 HIF 通路为代表的高原适应候选基因，解析了物种对高原适应进化的遗传机制。基因学研究发现，与最近亲缘关系的汉族人相比，高原世居藏族人主要在 3 个基因上发生突变：*EPAS1*、*EGLN1* 和 *PPARA*。其中，最关键的是 *EPAS1* 和 *EGLN1* 两个基因。*EPAS1* 基因适应型单倍型在高原世居藏族人群中频率高达 72%，在汉族人群中仅有 2.2%，而在世界上其他人种中携带 *EPAS1* 基因的人几乎为零。*EGLN1* 基因的表达则会诱导红细胞生成和血管增生，高原世居藏族人群血红蛋白浓度虽高于平原人群，但却低于短期迁入高原的平原人，在红细胞增殖上表现出对高原低氧的钝化反应，所以不会发生红细胞过度增殖引发的高原红细胞增多症（也称血液高黏度综合征），从而保证血液流动的畅通和氧气的运输。

（二）藏族居民的衣食住行

为了更好地适应高原环境，藏族居民对于修建的每一座房，饮用的每一口水都十分讲究。有兼具劳作及防寒的藏袍，高能量、营养丰富的糌粑、酥油茶、炸羊排、烤羊腿、风干肉、香酥牛排、萝卜炖牛肉、手抓羊肉等，同时对于房屋的建筑，也是顺应天气的变化。

（三）高原环境对人体的有利之处

高原环境的特点是气压低、气温低、空气稀薄，由于海拔高度不同，气温、湿度、光照气候要素也不同，对人体健康和寿命有不同程度影响。

青藏高原被称为地球"第三极"，三江源地处青藏高原腹地，被誉为"中华水塔"。是长江、黄河、澜沧江的发源地，孕育了中华民族悠久文明历史，同时也是我国重要生态安全屏障。

现代气候与保健学研究也表明，高原海拔 2000 ～ 3000 米的地区，大多为林区、山区，气温的季节变化小、冷暖适中，云雨多、利于避暑，植被繁盛、空气清新，气压较低，可增强人的呼吸功能；另外，这些地区生态环境较好，没有工业污染，大气洁净度高，也少有噪声，有的是鸟语花香和美丽的自然景观。在高原地区水质清新，动植物食品丰富，人们常年食用的都是没有污染的牛奶、牛羊肉等高蛋白食品。所有这一切，都非常益于人们的身心健康。

因此，我国高度重视三江源地区生态文明建设和生态保护工作。2005 年，国务院批准实施《青海三江源自然保护区生态保护和建设总体规划》，标志着三江源地区全面进入了系统化、大规模的生态保护和建设阶段；2011 年，国务院批准实施《青海三江源国家生态保护综合试验区总体方案》，将整个三江源地区的生态保护进一步上升为国家重大战略；2014 年，国务院批准实施《青海三江源生态保护和建设二期工程规划》，标志着三江源生态保护工作迈入全面推进、科学保护的

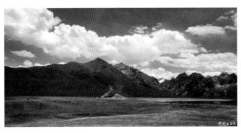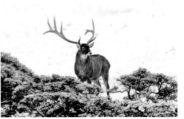

新阶段。党的十八大以来，按照"五位一体"总体布局，青海加快推进生态文明建设和制度改革，算好"绿色账"、走好"绿色路"、打好"绿色牌"，做到既要绿水青山，也要金山银山。习近平总书记在青海考察时强调，保护好青海生态环境，是"国之大者"。要牢固树立绿水青山就是金山银山的理念，切实保护好地球"第三极"生态。

五、如何在高原环境下进行养生健身和高原训练？

（一）高原养生健身

人体是内环境相对稳定的有机统一整体，尤其在高原低氧环境气候下，如何养生，如何更好地适应高原环境呢？

在高原环境下的养生，是世居藏族与大自然适应的过程中，逐渐认识到的在高原环境下人体生命活动的规律与养生、健身的法则。在《四部医典》中，叙述了日常以及季节性的起居行为、饮食、食物禁忌、防老和补养等内容，比如：

顺四时，节阴阳，调精神，适环境，节起居、饮食，就是强调在高原环境下要注意不同季节的起居，增加营养和滋补身体，有病及时治疗。将体育运动和养生保健结合在一起，认为通过体育运动可以增强体质，延寿益年，采取适度的运动，可把人体的精神、形体、气息三者能动地结合起来，改善血液循环，增进食欲，促进睡眠，增强机体免疫力、抗缺氧能力，对延缓人体衰老和健康长寿是有益的。但在运动锻炼时，不仅要注意适度不过量且要持之以恒，因时、因地、因人制宜，方能达到健身之效。老年人宜选择一些运动量较小、不太剧烈的锻炼项目，如打太极拳、散步、练气功、打乒乓球、转林廓等；还有跳锅庄以及健身操等。

医生的话：青藏高原环境对人体健康的影响是多方面的，而且有利有弊。只要我们正确认识青藏高原环境对人体健康的影响，结合高原环境，树立科学的健身观，根据不同的年龄、体质，采取不同的体育锻炼方法及适当的养生健身方

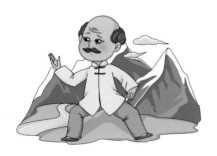
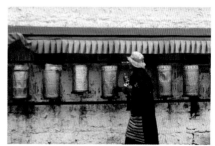

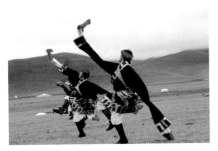
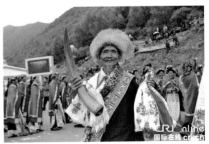

法，就能以强健的体魄适应高原低氧的环境。

（二）高原训练

高原训练是指在适宜的高原地区或人工模拟高原条件下所进行的有针对性的低氧训练。其理论依据是人体在高原低压低氧环境下训练，通过缺氧和运动的双重刺激，使运动员产生应激反应，调动体内的体能潜力，从而产生一系列有利于提高运动能力的抗缺氧生理反应。

高原训练作为一种训练方法，始于20世纪50年代中期，

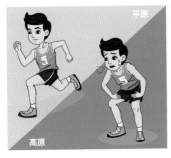
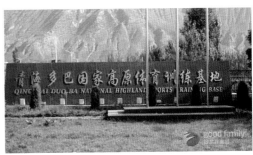

苏联在外高加索建立高原训练基地，对中长跑运动员进行了探索性训练，运动员回到平原比赛取得本人的最佳成绩，这种高原训练效应引起了世界各国竞技团体及体育科学工作者的高度关注。1968 年第 19 届奥运会在海拔 2240 米的墨西哥城举行，为取得在高原比赛的适应性，一些国家纷纷选择相同的海拔高度（1500 ～ 2000 米）进行适应性训练，从此，掀起了高原训练的"热潮"。

高原训练的实践和理论研究在国际上迅速开展，人们开始把高原训练作为提升运动员有氧供能的有效方法并将其应用于实践。如高原训练模式由传统的平原→高原→平原交叉训练，发展到平原→高原→高原、高原→高原→平原或高原→高原→高原的交叉训练，还出现了一些新的训练手段及模拟训练方法，如利用模拟高原训练场馆、低压氧舱、低氧帐篷、低氧呼吸仪等和由此发展而来的高住低练训练法、低住高练法、间歇性低氧训练等。高原训练的目的从过去主要是为了提高有氧代谢能力，拓展到了提高运动员整体体能、适应能力与健康状态等方面的研究。参与高原训练的项目也已由原来的一些主要周期性、耐力性运动项目，如中长跑、马拉松、竞走、游泳等发展到几乎包括了所有的奥运会项目。

近年来，国际上已基本认同高原训练的最佳高度应为

2000 ～ 2500 米。赛前高原训练最适宜的持续时间应为 4 周左右，高原训练时间过短，不利于产生提高运动能力的抗缺氧生理反应；持续时间过长，则导致免疫能力下降并不利于机体到平原后的适应性改变。

多巴国家高原体育训练基地距西宁约 28 千米，是中国乃至亚洲海拔最高、面积最大、最适合耐力性训练的国家高原体育训练基地，被国内外体育界誉为"铸造金牌的工厂""高原训练的风水宝地"和"培养世界冠军的摇篮"。田径馆、游泳馆、射击馆、综合训练馆等各功能场馆齐备，多年来，多位世界冠军在该基地训练。基地不仅接待了国家中长跑队、竞走队、游泳队等耐力性项目队伍的训练，为我国体育发展做出了突出贡献，还接待了 20 多个省、市、行业体协的优秀运动员。近年来，来自阿曼、日本、俄罗斯等国的运动员也选择在多巴基地训练，基地名声也从青藏高原传向了世界。

该基地依山傍水，地势平坦，麦田环绕，院内绿树成荫，形成了冬天严寒、夏天酷暑、空气清新、污染小、噪声低的独特环境条件。来到基地，可以在高原体育博物馆感受高原体育文化，了解高原训练的艰辛；踏着世界冠军跑过的跑道，感受冠军的气息；还可以参加一些高原射击比赛、各种球类运动、游泳、保龄球等，体验高原体育特有的魅力。

小知识 ⋯⋯⋯⋯⋯⋯⋯⋯⋯⋯⋯⋯⋯⋯⋯⋯⋯⋯⋯⋯

高原培养世界冠军的秘籍是什么？

研究发现，与高原训练前相比，高原训练后血液中的红细胞、血红蛋白、红细胞比容、心脏每搏输出量、射血分数等指标均有显著升高，并可一直持续到赛前；机体的免疫功能指标、激素水平等在高原训练期间显著降低，但回到平原经过 2 ～ 3 周的调整可恢复到高原训练前水平。因此运动员高原训练的效果主要体现在提高心肺功能和血氧运输能力方面。目前，国际公认的高原耐力训练最适合的海拔高度为2000 ～ 2500 米，而多巴基地的海拔为 2388 米，这让运动员们在自然缺氧的环境下进行高原训练，利于提高机体"携氧能力"，在更高的海拔环境中进行运动复合刺激，心肺功能会提高，进而提高对氧气的转化能力和肌肉代谢能力，最终使运动能力得到提升。

第二节 高原保健知识问答

一、哪个季节是进入青藏高原的最佳季节？

俗话说，4月见绿，9月泛黄，春夏季节，万物复苏、鸟语花香，青藏高原这一时期的空气湿度、气温都非常好，气温一般在5～19℃，夏季的最高气温一般也不会超过30℃，在这样的气温条件下舒适感好。春夏季节的降水量明显高于其他季节，6～9月的降水量占全年降水量的50%～70%。其中夏季是一年中气候最宜人的季节，金黄色的油菜花海、碧蓝的青海湖，以及远处覆盖着白雪的祁连山脉，都是大自然馈赠给人类的礼物。无论从气候和风景上来看，晚春盛夏是进入高原的最好季节。

二、选择冬季进入高原须注意什么？

冬季的青藏高原虽然不似夏季一般花繁叶盛，却仍然美不胜收，冬季的高原万里无云，千山暮雪，同时又少了游人的喧嚣，更凸现了大自然雄伟、壮阔之美。因此，冬季进入高

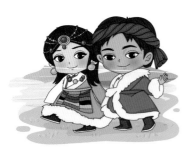
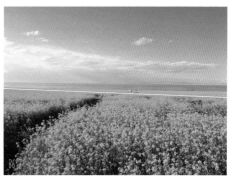

原也会有一番不错的体验。但冬季空气含氧量较夏季低，加之气候干燥，昼夜温差较大，可能加剧游客对高原环境的不适。

因此冬季初到高原前几天内应尽量多休息，活动不宜过于频繁、剧烈。冬季的高原昼夜温差较大，尤其是早晚气温较低，游客在高原观光旅游时必须注意保暖。

三、为什么进入青藏高原前要进行适当的体育锻炼？

1．增加机体对高原环境的耐受　通过适当的体育锻炼改善机体心血管、呼吸及免疫系统的功能，进一步加快机体对高原低氧环境的适应，适应高原环境。

2．增强体质　在高原生存，机体消耗能量较大，需要全面提高身体素质来适应高原环境。实践证明，体育锻炼能够

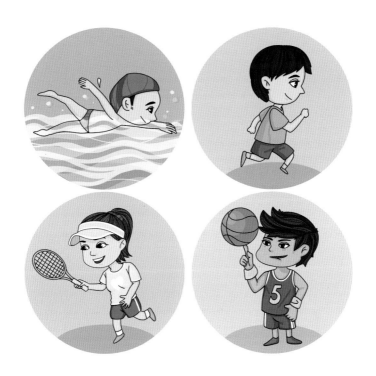

提高心脏、血管和呼吸系统的功能，进一步适应温差大、高寒、低氧、多变的气候环境。

在进入高原之前进行适当的体育锻炼，可增加心脏功能的储备能力，增加肺活量，从而增加机体对低氧的耐受，在急进高原后可以满足机体在低氧条件下的生理需要。再者，运动可以增加心脏冠状动脉的血流量，改善心功能，减少血液中乳酸和酮酸的含量，有助于提高机体对高原环境、尤其是对低氧环境的适应能力。

温馨提示：应在进入高原之前进行体育锻炼。进入高原后机体的负担已经加重，此时进行锻炼危险性增加，有引起急性高原病的可能。在进入高原一段时间以后，再进行适度的锻炼，以慢跑、游泳、打太极拳及练气功为主，这些运动项目可增强心、肺功能。建议每个人可以根据各自的身体状况、兴趣爱好和现有的条件选择适当的锻炼项目。

四、良好的心理和精神准备能减轻高原反应吗？

可以。良好的心理素质是克服和战胜高原反应的灵丹妙药。大量事例证明，保持豁达乐观的情绪，树立自信心，能够减弱高原反应带来的身体不适。反之，忧心忡忡、思虑过度，紧张、焦虑会增加大脑组织的耗氧量。

高原环境具有低压、低氧、寒冷、日照时间长、昼夜温差

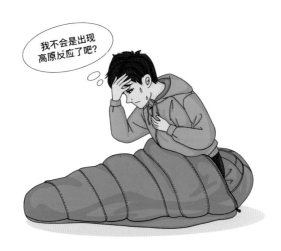

大等特点，急进高原后，所处的自然环境与平原环境形成强烈反差，容易使人心理压力增大，负性情绪体验增多，产生心理应激，从而促使或诱发急性高原反应。

温馨提示：通过合理的、针对性的心理训练，了解高原环境对初上高原者的影响，从而更好地适应高原生活。随着国家对西部开发建设水平的不断提升，目前高原地区已经具备了完备的后勤保障体系，包括物资补给、心理培训、医疗条件等；同时进驻高原者自身条件（身体素质、心理素质、所受教育等）也有了很大程度的改善，所以一般都能够很好地适应高原生活。

五、刚进入青藏高原的前几天为什么要多注意休息？

人在初进高原时可能有不同程度的头痛、头昏、失眠、乏力、眼花、耳鸣，甚至恶心、呕吐、胸闷、呼吸困难、心慌

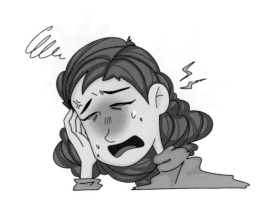

等情况，并且这些症状在初进高原的第 1 周内最明显，1 周后逐步好转。在此期间应注意休息，否则可能会加重心、肺的负担，甚至有可能引起急性高原肺水肿及高原脑水肿。因此在刚进入高原的 3 ～ 5 天要强调休息，避免过度活动，减少发生急性高原病的风险。

六、高原上如何掌握合理的饮食?

高原低氧环境影响人体正常的新陈代谢，由平原进入高海拔地区或由高海拔地区进入更高海拔地区后，机体在短时期发生的一系列缺氧表现，肠道黏膜屏障易受到损伤，可能出现肠道内细菌与内毒素移位，胃、肠、肝、胆等消化系统功能较平原地区减弱，出现食欲减退、恶心、呕吐、腹胀、腹泻等消化道症状。

初入高原者应以流食为主，软流质饮食有利于消化吸收，

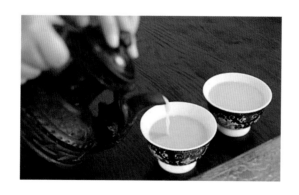

并且可增加液体摄入，注意适当减少食盐的摄入量，避免食用辛辣食物。因气候干燥，机体的需水量增加，应注意补充水分。高原地区特色酥油茶可有效抵御高原恶劣的寒冷气候，同时应多吃蔬菜、水果、瘦肉、巧克力糖等富含维生素、蛋白质和高能量的食物。

七、高原上如何正确饮水?

通常情况下，健康成人每天平均需水量为 2 升左右。高原由于气候寒冷，机体散热量增加；高原环境低氧，机体基础代谢率增高，呼吸频率也比平原地区快，每分钟快 2 ~ 10 次，经皮肤及呼吸道丢失的水分增加，造成皮肤、黏膜干燥。根据高原环境的特殊性，为保证机体正常生理需要，建议增加水的摄取量。在高原环境中成人每天的生理需水量较平原

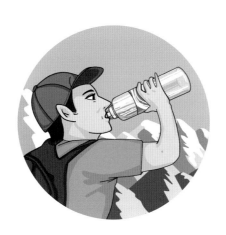

地区高。但初到高原者不宜饮水过多，待机体适应后再逐渐增加较好。总之，高原环境中要注意调节机体内水的出入量，保持水的平衡。

温馨提示：白天活动量多，饮水量可相应增加。夜间不宜饮水过多，这样会增加心脏负担。研究表明，地势每升高1000米，水的沸点就降低3℃左右。青藏高原平均海拔4000米以上，有些地区水的沸点只有84～90℃。而在8848.86米的珠穆朗玛峰上，水的沸点为73℃左右。所以初入高原地区，要确保水质干净卫生，尽量延长沸腾时间，更好地起到杀菌作用。

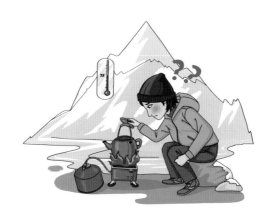

八、高原上饮酒、吸烟有哪些危害？

在高原低氧环境下吸烟，烟草中的尼古丁有收缩血管的作用，易导致血压升高、心率增快、加大心脏负荷，使高原缺氧进一步加重。初到高原时不宜饮酒，因为饮酒可使心率加快，呼吸加深加快，加重机体缺氧，过量饮酒容易诱发高原肺水肿和消化道出血。

 小知识

　　吸烟及饮酒对人体产生的损伤在缺氧条件下更为明显。研究表明，在高原上大量持久吸烟易造成体内缺氧加重，可能直接导致多器官功能损害。饮酒不仅使脑血流量增加，而且还导致血管扩张，耗氧量增加，使已习服的机体变得易感或高原反应加重。所以在高原环境要限烟、限酒，最好禁烟、禁酒。

九、怎样消除高原疲劳？

　　中枢神经系统是对缺氧最为敏感的器官，因为脑对氧的需求非常高。高原低氧可导致机体细胞能量代谢障碍、神经递质失调、细胞水肿等，使得中枢神经系统功能紊乱和大脑皮质高级神经活动失调，如记忆力减退、容易疲劳、注意力难集中等。

　　温馨提示：发生高原疲劳时应注意休息，避免剧烈运动，多吃蔬菜、水果、瘦肉等富含维生素、蛋白质和高能量的食物；口服西洋参等，有助于缓解疲劳，增强体质，减轻高原反应。同时克服自我内心的恐惧，保持良好的心态。

十、如何克服高原性失眠?

所谓高原性失眠是指发生于海拔升高至某种高度时引起的急性失眠，常伴有头痛、疲倦、食欲减退等症状。一般升高至海拔 2000 米以上即可出现，典型症状常见于登高后 72 小时以内，特别是在海拔 4500 米以上更为明显，与机体缺氧导致的睡眠期间呼吸紊乱有直接关系。特别是初入高原，脑细胞缺氧造成神经调节紊乱，进而导致失眠等症状的出现。对这一类失眠不必过于担心，一般情况下，经过一段适应期，习惯高原生活之后失眠情况就可以逐渐缓解。当然，这也需

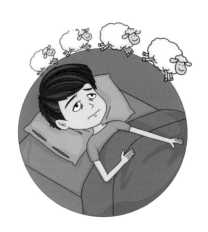

要有一个循序渐进的过程。所以，原来睡眠正常的人一旦进入高原地区，可能会出现高原性失眠症，可以适当地通过药物进行干预，适应当地生活之后，睡眠情况可逐步恢复。

温馨提示：睡眠应采用高枕卧位为宜，以减少右心的静脉回流和肺毛细血管充血，必要时预备氧气袋。建议在医生指导下准备一些抗失眠、安神的药物。

十一、如何对待初上高原后出现的头痛、头晕、恶心与呕吐等高原反应？

高原反应是人到达一定海拔高度后，身体对缺氧环境的适应而产生的自然生理反应，一般到达海拔 3000 米左右时，就

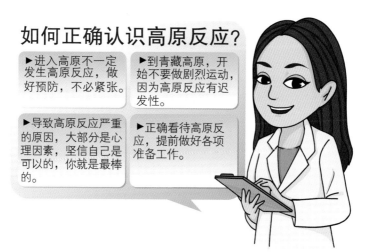

如何正确认识高原反应？

▶进入高原不一定发生高原反应，做好预防，不必紧张。

▶到青藏高原，开始不要做剧烈运动，因为高原反应有迟发性。

▶导致高原反应严重的原因，大部分是心理因素，坚信自己是可以的，你就是最棒的。

▶正确看待高原反应，提前做好各项准备工作。

会有高原反应。常见的症状有头痛、失眠、食欲减退、疲倦、呼吸困难、恶心、呕吐等。急进高原人员最常见的早期反应是胃肠道症状，如恶心、呕吐、食欲减退、腹胀、腹部不适或隐痛等。有研究认为，急性缺氧会对机体胃肠道造成不同程度的损伤。

建议初到高原地区，避免体力劳动及剧烈活动；不可暴饮暴食及油腻饮食，以免加重消化器官负担，不要饮酒和吸烟，多食蔬菜和水果等富含维生素的食品，适量饮水，注意保暖，避免受凉感冒和体力消耗。可服用一些缓解高原反应的药物及保健食品。如果进入高原后出现上述症状，经休息及对症治疗后无缓解，并持续感觉不适，建议立即就医。

十二、在高原上为何容易发生鼻腔干燥及鼻出血，如何处理？

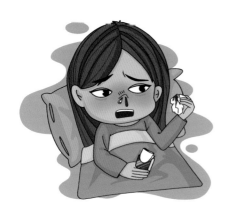

鼻出血为高原地区常见疾病，高原气候干燥、寒冷，温度变化较大，冬季、秋季、春季湿度只有30%左右，因此鼻腔干燥，容易导致鼻出血。研究显示，进入高原鼻腔出血发生率为15%左

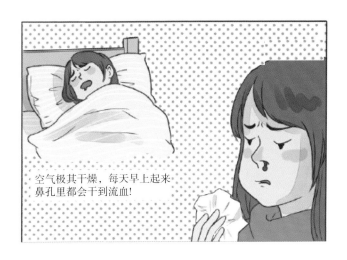

空气极其干燥，每天早上起来鼻孔里都会干到流血！

右，一般进入高原后 48 小时发生率为 19%，72 小时的发生率为 22%。常见出血部位为下鼻甲与鼻中隔，出血时间多为晨起后。

　　引起鼻出血的原因主要是高原低氧引起鼻黏膜毛细血管扩张及脆性增加；高原空气干燥、风沙大，导致机体皮肤黏膜水分蒸发增加，鼻黏膜干燥。同时高原气候多变，上呼吸道感染发病率高，易形成鼻黏膜炎症而引起鼻出血。此外高原地区饮食习惯的差异，蔬菜水果摄入偏少，饮食中缺乏维生素 C 和维生素 K 等，使血管通透性和凝血系统发生变化，引起鼻出血。

　　1．鼻腔出血的处理　少量鼻出血时，可以简单处理，如用棉花填塞出血部位，也可以用手指紧捏两侧鼻翼 10 ~ 15 分钟，用口深呼吸，头保持直立低位，出血可自行止住。鼻腔少量出血止住后，如感到鼻腔干燥明显，可用油脂药膏涂入鼻腔，特别是晚上睡觉前涂抹适量油膏，会使鼻腔湿润，防止再次出现鼻出血。

鼻腔反复出血或者大出血时，建议立即就医，采取相应措施。

2．鼻腔出血的预防　为使机体尽快适应高原气候，需要适当的锻炼，预防上呼吸道感染。在进入高原后即可予以维生素 AD 滴鼻剂点鼻，保持鼻腔湿润。若经常性鼻腔干燥，睡前鼻腔涂以油脂软膏；同时调整卧室和工作场所的湿度，使鼻腔保持湿润；饮食上以增加维生素摄入、补充水分为主。应防止外力加重局部损伤，减少出血诱因。尤其是既往存在鼻中隔严重偏曲、有活动性出血病情较重患者，给予一般对症处理后，应立即转送医院救治，以免延误治疗。

 小知识 ··

鼻黏膜血管丰富，鼻中隔前下部有动脉丛和静脉丛（均为易出血区）及筛前动脉、筛后动脉、鼻后中隔动脉等。高原环境的不良刺激易导致鼻腔黏膜正常生理功能受损，鼻腔黏膜分泌相对减少，黏膜表面体液流变学改变，使得鼻黏膜纤毛转运黏液、颗粒物质、细菌等能力减弱，容易造成细菌等微生物定植，导致鼻腔局部炎症、鼻腔黏膜干燥、鼻毛脱落，易发生出血。

十三、在高原上行走为何出现心慌、气短，如何注意？

如何远离高原反应？

▶高原反应实际上是人的自身功能适应高原低氧的一个过程。

▶到达目的地当天可能会有很轻微的症状，诸如心跳加快、头痛等，注意休息，一般这些感觉便会消失。

▶如果有上呼吸道感染，最好不要急于上高原。

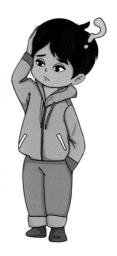

刚到高原，部分人因个体差异可能会感到不同程度的胸闷、气短、呼吸困难、心慌等缺氧症状，尤其活动后加重，这种反应是随着海拔的上升而逐渐明显的，如果能够正确认识和及时处理，1～3天后上述症状一般会好转或消失。如果上述症状加重，建议及时就医。

初到高原，避免剧烈运动引起耗氧量增加，最好能用半天时间完全静养休息，第1天晚上要早休息；避免饮酒和吸烟；多吃蔬菜、水果等富含维生素的食品。中成药对预防高原反应有良好的效果，建议在医生指导下服用。常用的预防高原反应的药物有：红景天、人参、西洋参、刺五加等，最好在进入高原前1周开始服用，增强机体的抗缺氧能力，防止和减轻高原反应。

十四、适宜在高原上锻炼的方式有哪些？

高原环境对人体影响最明显之处就是缺氧，人体从大气中所摄取的氧量低于平原地区。当进行体育锻炼时，需要消耗更多的氧。所以，在高原进行体育锻炼，建议以散步、慢跑和打太极拳等锻炼方式为主，需要注意控制强度，否则会加剧组织缺氧而发生一系列的功能失调。

高原锻炼的注意事项：①克服心理因素的影响；②充分做好锻炼前的准备工作；③掌握合理的锻炼时间及强度；④选择适合的锻炼项目。同时注意每天的运动量与身体状况相适应。身体状况良好时，可适当增加运动量；身体不舒适时（如感冒、头痛、发热、腹泻、失眠等），就应减少运动量或停止运动。尽量选择能轻松愉快完成的体育运动，避免进行超负荷的运动。

因低氧时人体能量消耗大，科学的锻炼方法十分重要，应特别遵循循序渐进的原则，掌握合理的运动量，根据各自的身体特点进行锻炼。

十五、高原环境引起的眼部不适症状，应注意什么和如何预防？

高原急性缺氧对视觉功能的影响主要表现为：视物模糊、

视力减退、暗适应减退、视力疲劳以及闪光、幻觉、飞蝇症，甚至复视。严重可出现视网膜动脉痉挛和硬化，视网膜静脉扩张和迂曲，视网膜出血、水肿和渗血，视乳头充血、水肿和萎缩。

高原空气稀薄清洁，尘埃及水蒸气含量少，大气透明度比平原地区高，太阳辐射透过率随海拔高度增加而增大，强紫外线对暴露的皮肤、眼睛产生损伤。尤其在冬季的高原，冰雪覆盖面大，太阳反射率增加，角膜上皮细胞可因吸收短波紫外线而被伤害，稍有不慎，就易发生雪盲症，建议外出佩戴防紫外线眼镜。

十六、为什么进入高原后会出现口唇发绀?

皮肤和黏膜的颜色随血液的颜色而变化。当血红蛋白充分与氧结合，成为氧合血红蛋白时，血液的颜色是鲜红的；释放出氧成为脱氧血红蛋白时，颜色就变为暗红。动脉和毛细血管里的血，含氧合血红蛋白多而脱氧血红蛋白少，因此颜色鲜红，透过薄的黏膜和半透明的指甲，红色仍明显。静脉血管和黏膜、指甲、皮肤里的毛细血管和小动脉里血液的氧合血红蛋白减少而脱氧血红蛋白增多时，会出现皮肤颜色青紫。

高原上的大气压低、氧分压低，血液循环中的氧含量低。

因为没有充足的氧与血红蛋白结合，血液中的脱氧血红蛋白增多，当毛细血管中脱氧血红蛋白达到 50 克 / 升以上时，皮肤、黏膜呈现青紫色，称为发绀，常见于低张性缺氧。尤其在刚进入高原，机体对急性缺氧未做出相应的代偿适应时，表现更为明显。活动、情绪激动、感染、发热等，使机体耗氧量增加，也可出现或加重发绀。在经过一段时间的适应后，发绀会消失或改善。但当患有慢性高原病时，往往发绀明显，除嘴唇外，甲床、舌、耳垂、耳郭、双颊、指趾远端均有发绀表现。

十七、高原环境对皮肤有哪些影响，注意事项有哪些?

众所周知，高原紫外线辐射强，虽然可以防御细菌和真菌对皮肤的侵袭和感染，但也能损害真皮细胞，对皮肤

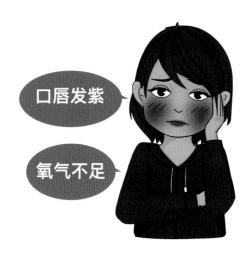

口唇发紫

氧气不足

的损伤表现为晒斑、水肿、色素沉着，皮肤增厚及皱纹增多等。

 小知识 ....

　　紫外线对人体皮肤的影响是由波长290～320纳米紫外线（UVB）和波长320～400纳米紫外线（UVA）引起的。UVB穿透皮肤的程度并不深，但能使皮肤发生炎症和变态反应，出现红斑、丘疱疹等。UVA能较深地透入皮肤，生成大量黑色素，使皮肤变黑，并能加速皮肤老化。按皮肤损伤性质分为晒黑、晒伤、多形性日光疹和光老化。其中光老化是皮肤长期暴露于紫外线下发生的改变。长期高原紫外线的照射使皮肤出现过早老化，临床上常表现为暴露部位的肤色灰黄，皮肤松弛粗糙、皱纹增多、色素沉着或脱失、毛细血管扩张等。皮肤光老化不仅会引起皮肤衰老，还与临床上许多皮肤病相关，如日光性雀斑样痣、光化性角化病、皮肤鳞状细胞癌等。

因此进入高原后，要注意避免阳光直接照射皮肤，例如在外出和劳动时应戴草帽，穿长袖衬衣和长裤等，外出前尽量外用防晒系数较高的防晒霜，做好相关的防晒措施。

十八、高原上生活的人面颊为什么发红（高原红）？

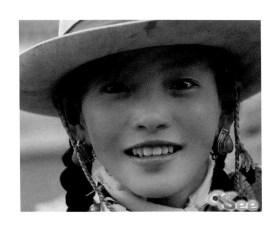

我们经常看到有些高原居民的面颊发红，表现为红、暗或紫红色，压之褪色，双侧对称。俗称"高原红"。多见于儿童、妇女、野外工作者、久居高原者和高原红细胞增多症患者等。临床表现主要为两颧颊部对称发生红色至紫色斑片，在红斑基础上有细小静脉和毛细血管扩张呈丝网状或树枝状、血管大多比较表浅。据研究，"高原红"在海拔3000米以上女性发生率为96.5%，男性发生率62.6%，女性的高发与雌激素对毛细血管的扩张作用有关。

由于高原地区强烈的紫外线照射引起的皮肤真皮浅层细小静脉及毛细血管受损，同时长期缺氧的原因使毛细血管扩张、增生、局部充血量增加，而人体面颊部、口唇、结膜、甲床等处毛细血管极丰富，毛细血管的扩张就可在这些部位反应明显。另外，高原红细胞增多症患者由于血液中红细胞和血红蛋白明显增多，血液黏度增加，血管内流动速度减慢，从而使他们的面颊部、口唇等处表现为紫红色或暗红色。

十九、进入高原前或初期服用哪些药物可以减轻高原反应？

急性高原反应的预防和治疗药物包括中药和化学药两大类，各自分别又有单味和复方之分，单味化学药包括乙酰唑胺、地塞米松、氨茶碱、硝苯地平等。单味中药包括人参、红景天、西洋参、丹参、刺五加、异叶青兰等。复方中药包括三康胶囊、复方党参片、舒理康胶囊、银杏叶胶囊等。具体治疗及用量应咨询专业人员后使用。

二十、多次去高原会对你的身体健康有益吗？

高原医学研究认为，如果定期去海拔 2000～3000 米高原居住，其低氧的环境在一定程度上能提高心、肺、脑的适应性功能。还有研究认为，高原的低氧环境有显著的减肥效果。所以国外已有许多国家的高原医学研究所先后都在高山 / 高原建立了疗养院，如美国、尼泊尔、意大利、俄罗斯、瑞士等国家的高山 / 高原疗养与高山 / 高原旅游相结合，不但

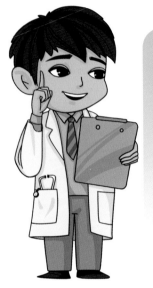

不少人会因高原反应感觉到头痛，就会吃止痛药，有人失眠睡不着，也会吃安眠药……实际上，这是非常不可取的，因为吃这类药物只会暂时"掩盖"住症状，但实际上并没有解决根本问题。而乱吃药不仅会有副作用（尤其是止痛药）而且还会掩盖真实病情，耽误诊疗，造成误诊或延误治疗。

促进了高原医学科学研究的发展，也吸引着越来越多的人加入到高原养生保健中来。

二十一、高原世居藏族居民会发生高原病吗？

高原世居藏族居民对高原低压、低氧环境具有很强的适应能力，但往返于高原与平原之间或进入更高海拔地区时，机体器官、系统同样存在缺氧损伤。如到更高海拔地区时，劳累、受凉、饮酒等诱因易导致机体氧消耗和代谢增加，抵抗力下降，可加重机体的缺氧损伤，罹患重症急性高原病。

因此，不能忽视高原世居藏族居民重症急性高原病的发生，对频繁往返于高原与平原之间或进入更高海拔地区者，应从诱因方面采取有针对性的预防，减轻缺氧对机体的损伤，避免重症急性高原病的发生，同时对于重症急性高原病患者应采取积极的早期综合治疗措施，保护重要器官的功能，对降低重症急性高原病的发病率及促进康复有积极的作用。

二十二、青藏高原最适宜居住的城市是哪个，有何特点？

青藏高原是中国面积最大的高原，是世界平均海拔最高的高原。大部在中国西南部，包括西藏自治区和青海省的全部、四川省西部、新疆维吾尔自治区南部，以及甘肃省、云南省的一部分。整个青藏高原还包括不丹、尼泊尔、印度、巴基斯坦、阿富汗、塔吉克斯坦、吉尔吉斯斯坦的部分，总面积250万平方千米。青藏高原一般海拔 3000 ～ 5000 米，平均海拔 4000 ～ 5000 米，有"世界屋脊"和"第三极"之称。

青海省西宁市地处青藏高原河湟谷地南北两山对峙之间，统属祁连山系，黄河支流湟水河自西向东贯穿市区。商周秦汉时期，河湟地区是古羌人聚居的中心地带，西汉元狩二年（公元前 121 年）霍去病将军在此设西平亭。东汉建安十九年（公元 214 年）设西海郡，唐初（公元 619 年）建郡州，成为青藏高原与中原的交通中转站；五代北宋时称青唐城，是吐蕃唃厮啰的国都，成为东西商贸交通的都会，兴盛一时；宋崇宁三年（公元 1104 年），宋军进入青唐城，改称西宁州（取名西方安宁之意），建陇右都护府；清雍正三年（1725 年）改设西宁府；1914 年改设西宁道。1926 年撤销道，改为西宁行政区，设西宁行政长官。1946 年西宁改县为市，成为青海省省会。1949 年 9 月 5 日西宁解放，仍作省会。目前全市总面积 7660 平方千米，市区海拔 2261 米，年平均日照时间为 1939.7 小时，年平均气温 7.6℃，最高气温 34.6℃，最低气温 –18.9℃，属大陆高原半干旱气候。夏季平均气温 17 ~ 19℃，气候宜人，是消夏避暑胜地，有"中国夏都"之称，是青藏高原最适合居住的城市。

二十三、高原上哪些藏药有利于身体保健调养？

正所谓"一方水土养一方人"，许多独特高原藏药如仁青常觉、珍珠七十、坐珠达西、玉宁民阿 4 种藏药对调养消化道功能、改善睡眠质量、增加热量，具有其他药物不可比拟的功效。

珍珠七十作为著名藏药，当有头晕、恶心等较为严重的高原反应时，服用此药可减轻部分症状。

坐珠达西是一种抗水土不服的药物，特别是在尼泊尔境内登山时，对因水质不适而腹胀、呕吐等症状效果很好。

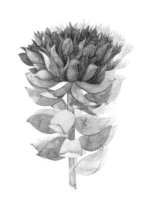

在登山时，缺氧首先体现于肝部，加上饮食不正常，饮酒较多，肝脏负担很重，因此，玉宁民阿是探险队主要保肝、胆的药品。

藏药中另一重要药物"红景天"又称"高原人参"。它的功效似人参，但又优于人参。藏医认为红景天有"扶正固本，理气养血，健脑益智，滋补强身"之功能。具有抗缺氧、抗严寒、恢复体能疗效。

温馨提示：由于藏药独特的药性及制作工艺，药物的疗效及不良反应因个体差异而异，建议在医师指导下服用。

（祁玉娟　韩　军　张慧云）

第四章

进入高原前的准备

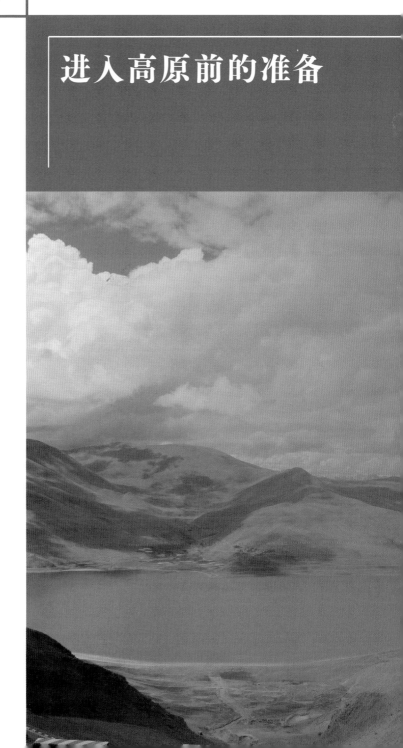

第一节　进入高原前的身体准备与物资准备

一、我是否需要体检？

海拔有多高？　气温多少？多变吗？　要准备多厚的衣服？

带些什么应急药品？　鞋子穿多厚的？　带伞还是雨衣？

......　　要不要提前吃点预防高反的药？

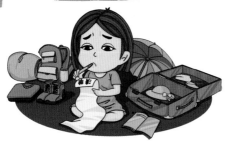

请记住，冲动是魔鬼！
想要享受青藏高原的美，
就要做好万全的准备！
确保自己的健康和安全才行！

说走就走！
我要去拉萨。

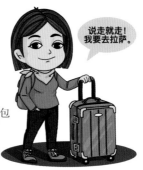

千万别说"那个谁谁谁背个书包
就游遍了西藏，他怎么没事？"
运气每个人是不一样的！
你愿意拿自己的健康和生命去
赌运气吗？

（一）健康体检的定义

健康体检是用医学手段和方法，以健康为中心，在身体尚未出现明显疾病时，对身体进行全面系统的检查，了解身体状况、筛查疾病。健康体检能够早期发现疾病和影响健康的危险因素。包括临床各科室的基本查体及检查，如超声、心电、放射等医疗设备的检查，以及血液、尿、便的化验。

（二）进入高原前体检的原因

高原自然环境较为恶劣，空气稀薄、寒冷、气压低、空气中含氧量少，人体处于缺氧状态，从平原到高原，当我们的身体尚未适应这一环境变化时，就会有不同程度的反应。如果你从未到过高原，去高原前一定要去医院做必要的体格检查，高原地区独特的气候条件及环境特点也要求对拟进入高

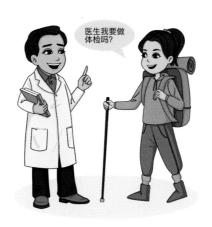

原的人员进行严格的健康筛查，有效地降低高原环境对健康的威胁。

温馨提示：由于高原反应主要表现为不同程度的头晕、头痛、胸闷、气短、恶心、呕吐、乏力等缺氧症状，但这并不说明你不能适应高原，如果能够充分地准备好各种应对措施，一般 3～7 天就可以适应新的环境。但仍有部分人难以耐受高原反应，并可能出现严重并发症。因此进入高原前全面的体检十分重要。

进入高原后哪些因素可影响人的健康？

（1）高原环境：低压、低氧、寒冷、干燥、紫外线辐射强等因素是影响健康的主要原因。

（2）医疗卫生机构：随着国家近年来对西部地区医疗卫生专业建设力度和人才培养大幅度增加，医疗设备及医疗技术水平都明显提升，目前各地机场的修建，也明显缩短转运时间。但是由于高原地域辽阔，大部分旅游景点周边的医疗卫生场所间距较远、转运路途相对较长。

（3）心理影响：高原艰苦和恶劣的自然环境，容易产生孤独、情绪低落等心理问题。

小知识

上呼吸道感染患者为什么不要急于进高原？

在进入高原后，呼吸系统需要增加通气量来保证机体从外界摄入足够的氧，以适应高原的低氧环境。但上呼吸道感染患者在进入高原时，呼吸系统的通气功能将因炎症而受到明显的限制，同时由于上呼吸道感染又增加了机体的耗氧量，所以，上呼吸道感染患者易发生各种急性高原病。因此，上呼吸道感染患者在痊愈之前最好不要急于进入高原地区。如果在进入高原途中或在进入高原后发生上呼吸道感染，应注意防寒保暖、休息和合理的饮食，以预防急性高原病，并在医生指导下治疗。

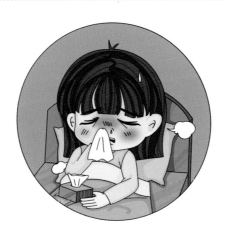

（三）需要进行的体检项目

主要包括：血、尿、便常规化验，肝肾功能及电解质化验，凝血功能检查，心电图，胸片，肺功能测定，腹部 B 超，心脏彩超，必要时 24 小时心电监护和血压监护等。

1．一般项目　如心率、呼吸、脉搏、血压、身高、体重、腰围等。用于了解身体的一般情况，初步判断是否有高血压、是否肥胖等。

2．血常规　用于发现血液方面的问题，了解是否存在红细胞、白细胞及血小板异常等情况。

3．尿常规　早期对泌尿系统疾病筛查，比如有无血尿、蛋白尿或泌尿系统感染等。

4．粪便常规　对消化系统疾病的检测有重要意义，还可间接判断胃肠、胰腺、肝胆系统的功能状况，肠道寄生虫的诊断，隐血检测有助于判断消化道出血疾病。

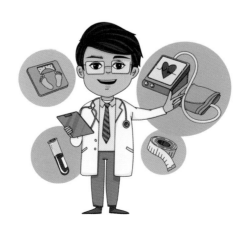

5．肝肾功能及血脂检查　可以了解肝脏、肾脏各种功能状态、损伤程度等，对肝脏疾病的诊断和观察有重要意义。同时血脂作为脂质代谢紊乱及有关代谢疾病的诊断指标，还有助于判断心脑血管等疾病情况。

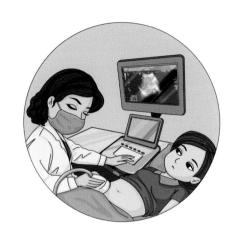

6．B超　利用超声成像，判断甲状腺、乳腺、肝、胆、胰、脾、双肾以及泌尿生殖系统的状况和各种病变，如肿瘤、结石、积水、脂肪肝等。

7．胸片　检查心肺、纵隔、横膈、胸膜，判断有无炎症、传染病、肿瘤等。

8．心脏检查　包括心电图、心肌酶谱、心脏彩超等。需

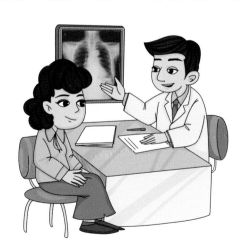

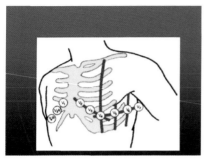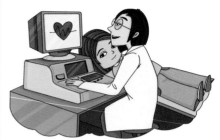

要注意的是，常规心电图可以提示心律失常、心肌梗死等，但对于无症状的冠心病、心肌梗死等，很难通过常规心电图被发现。因此有心律失常、胸闷、气短、胸痛等症状，应增加心脏专科检查。必要时可加做心脏彩超等检查，完善心肌酶谱等检查，可以对心脏瓣膜疾病、心肌缺血等疾病提供诊断依据。

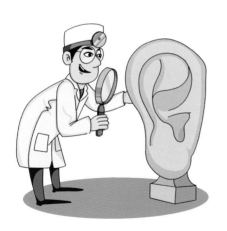

9．耳鼻喉检查　耳：检查听力，有无外耳道、鼓膜受损；鼻腔：检查嗅觉变化，有无鼻窦、鼻腔受损、炎症以及有无鼻中隔偏曲等；咽、喉、扁桃体：了解有无黏膜损伤、炎症及其他疾病。

10．眼睛检查　检查视力、辨色能力。如结膜、角膜、巩膜、虹膜、前房、晶状体、玻璃体等的病变等。检查眼底，如视盘、血管、黄斑等的情况，用于诊断视网膜、脉络膜、视神经等病变，以及发现一

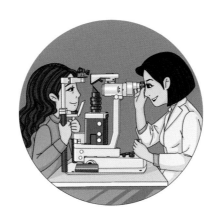

些全身性疾病，如高血压、糖尿病、中枢神经系统疾病等的眼部并发症。

11．脑血管检查　通过颈部血管超声检查，判断颈动脉等血管及其分支的血流情况，了解血管结构和硬化状态、范围、性质、狭窄程度等，为心脑血管疾病提供诊断依据。经常头晕、头痛、眼花或自觉一侧肢体无力的人，在专科医生建议下，做脑部 CT 或磁共振检查等进一步相关检查。

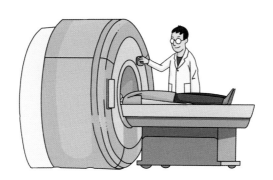

12．其他检验项目　目前对高原病易感者的筛选研究主要存在于两个方向，一是从高原反应的各种表现和某些生理指标的变化中，筛选某些"敏感"或有代表性的指标进行评价，以计算公式、判断图、评分标准等形式，作为筛选急性高原病易感者的方法。有研究认为，在中度海拔地区采用无创动脉血氧饱和度测定，是预测进入更高海拔地区发生急性高原病的简便而特异的指标。二是从基因水平对急性高原病进行预测研究，是高原病易感人群筛查研究非常重要的发展方向。

13．体检时注意事项　如图4-1所示。

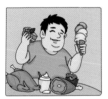 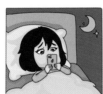 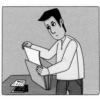 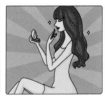

▶ 不要大吃大喝　　▶ 注意充分休息　　▶ 带齐证件资料　　▶ 女士最好不要化妆，
　　　　　　　　　　　　　　　　　　　　　　　　　　　不穿连衣裙，连裤袜

图 4-1　体检时注意事项

总之，去高原前一定要做体格检查，高原地区独特的气候条件及环境特点要求我们对拟进入高原的人员进行健康筛查，建立健康档案、提出相应的对策和防治措施；提高自我保健意识和自我保健能力。特别是有一定基础疾病的人群，为了高原安全之旅，建议行健康体检，降低高原环境对健康的威胁。

二、一般准备包括哪些方面？

前往高原主要为旅游或工作需要，一般从决定去高原的那天起，就应当在日常生活中增加适当锻炼，可使机体对缺氧产生一定的耐受力。同时需要做一些前往高原的准备工作，做到有备无患。

（一）心理准备

高原特殊的地理环境会使部分进入高原的人产生心理压力、情绪变化，尤其以焦虑和紧张为主；还有一部分人由于过分自信，对进入高原没有足够的重视，认为自己能够很好地适应高原环境，处于一种无所谓的心理状态。这两种心理状态对进入高原后的气候环境变化适应都是不利的。正确认识高原的气候和环境，调整好心理状态，可以更好地适应高原环境。

众所周知，心理和精神作用与机体生理功能有密切联系，乐观、轻松的心态能够缓解病情，促进康复。研究发现，情绪紧张、畏惧与急性高原反应存在相关性，并且与严重程度相关。进入高原以后，如果有畏惧的心理，那么这种心理状态能引起交感神经兴奋、心率加快、外周血管收缩，机体耗氧增加，诱发高原病的发生。另外，精神过度紧张可引起过度换气，使体内二氧化碳排出过多。当超过机体的代偿功能时，即导致血pH值增高，发生呼吸性碱中毒。呼吸性碱中毒引起脑血管收缩，脑血流量减少，脑缺氧加重，临床上可出现头痛、头昏、心悸、手足麻木等不适。

因此，良好的心理素质是克服和战胜高原反应的有效方法。保持豁达乐观的情绪，树立坚强的自信心，能够减轻高原反应带来的身体不适。反之，忧心忡忡、思虑过度，稍有不适便高度紧张的人，反而会加重大脑组织的耗氧量，加剧身体不适感。建议先从查阅相关材料或从有高原旅游、生活经历的人处了解有关高原环境、特点和医疗保健知识，增强自信心，做到心中有数，避免过度紧张。

那么如何克服高原恐惧呢？

首先，要保持愉悦的心情。

其次，体检是前提，全面正确地了解自己的身体状况，如果身体状况良好，调整好心情，那就出发吧！

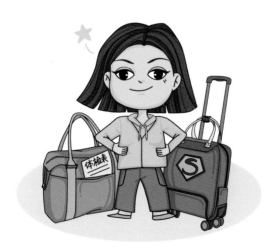

（二）进入高原前戒除烟酒

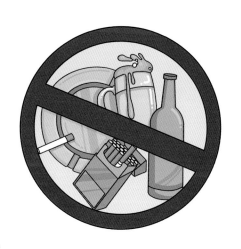

进入高原之前，建议戒除烟酒。饮酒可使机体需氧量增加，加重机体的缺氧程度，因而在进入高原前应该避免饮酒。通常认为吸烟产生的一氧化碳加重缺氧，烟草中的尼古丁有收缩血管的作用，易导致血压升高、心率增快、加大心脏负荷，使高原缺氧进一步加重，诱发急性高原病，因而应该尽量少吸烟或者不吸烟。

（三）增强体质

良好的身体素质有利于提高对高原恶劣自然环境条件的适应能力，降低高原病发生的可能性或严重程度。如果你平时一直坚持锻炼，则有助于高原环境适应。对那些疏于锻炼的人，建议至少提前1个月进行适应性锻炼。

锻炼以有氧运动和力量锻炼为主，主要提高心肺功能。

（1）登楼锻炼耐力，增强心肺功能，增强腿脚力量，每天一到两次，老年人及膝关节受损的人不建议爬楼梯锻炼。

（2）游泳锻炼耐力，增强心肺功能，每周不少于3次，游泳距离逐渐增加，每次游程最好不少于800米。

（3）慢跑可锻炼耐力，如有条件最好每天晨起坚持慢跑30分钟。

（4）器械练习刚开始锻炼一定要注意运动的强度，可以选择功率自行车、登山机等器械练习，注意保护好膝关节。

研究发现，在高海拔急性暴露期间的运动耐受性可以通过评估个体低海拔单次最大运动量的心率来预测，所以可以尝试自行评估自己的运动耐受性。但是不要忘了进入高原以后的最初两天里避免剧烈运动！

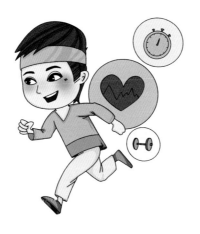

 小知识 ···

平时锻炼应以慢跑、游泳、打太极拳等有氧运动为主，这些运动项目增加心、肺功能的效果较为显著。建议进行体育锻炼时记录自己的心率、血氧饱和度等数据，以便对自己的情况有所掌握。例如：以心率为标准，在海拔200米处，血氧饱和度为97%～99%，基础心率为77次/分的人，到达海拔3000米处如果要维持同样的血氧饱和度，则心率会上升到80～90次/分；在到达海拔3700米处4小时后，血氧饱和度从97%下降到85%左右，这个数值可能是整个记录过程中血氧饱和度最低点。根据记录也可以反映自己身体状况在高原上的一些变化。

（四）预缺氧训练

预缺氧训练是指机体经短暂时间的缺氧训练后，使机体对后续的更长时间或更严重缺氧具有一定的耐受能力。研究发现，在平原进行缺氧条件下训练，有利于机体对高原的习服，从而能更好地适应高原低氧环境。

预缺氧训练的方式有很多，比如低压氧舱法（图4-2）、低氧呼吸器法（图4-3）等。进行针对性的预缺氧复合训练，可显著提高人体对高原环境的耐受性，有效预防急性高原病。例如在进入高原前，训练组利用低氧呼吸器，在平原（海拔500米）进行预缺氧适应，每天1次，每次90分钟，连续5天后进入高原，第1天急性高原反应症状评分显著降低，安静和运动状态血氧饱和度升高，提示低氧预适应训练对促进快速习服高原环境可起到积极作用。

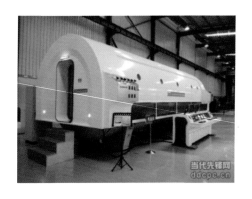

图 4-2　低压氧舱法

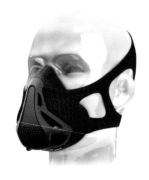

图 4-3　低氧呼吸法

（五）预防呼吸道感染

呼吸道感染通常是急性高原反应、高原肺水肿、高原脑水肿的主要诱因，因而进入高原前应该预防呼吸道感染，发热者应该暂缓进入高原，如有呼吸道感染，应治愈后再进入高原。

进入高原后应避免受凉、淋雨、过度疲劳；注意手卫生，避免交叉感染。年老体弱者应更加注意防护，避免在人多的公共场合出入。戒烟，限制饮酒，加强室内通风，避免有害粉尘、烟雾和有害气体吸入。

三、应准备哪些衣物和防护用品？

（一）穿戴物品

青藏高原气候多变，昼夜温差很大，可达 15 ～ 20℃，即使在夏天，也常出现"一日四季"的情形，这时要切记随时增减衣物。由于高原气候寒冷，紫外线辐射强，长袖外套、长裤、旅游鞋比较适用，要注意准备充足的御寒衣服如羽绒服等，以防受凉感冒。秋季应带毛衣裤、棉衣，冬季应穿大衣、冬靴等，即使在夏季也必须准备外套或毛衣。

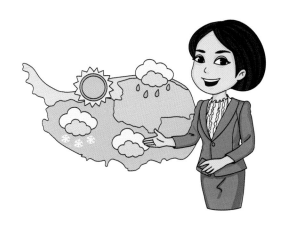

进入野外，一定要准备帽子，最好是有帽檐的帽子，做好遮阳，防止紫外线对面部皮肤及眼睛的伤害。

（二）防护物品

紫外线辐射强度与海拔相关，在高原地区由于大气压降低、空气稀薄，紫外线通过空气被吸收的少，达到地面的辐射强度增加。在海拔 4000 米地区，波长 300 纳米的紫外线，辐射强度大于平原 2.5 倍，海拔越高辐射强度越大。长期的野外暴露会对皮肤、眼睛等造成伤害，因而需要准备高原护肤霜、高原护唇膏、护目镜等，以保护皮肤、眼睛、嘴唇等容易暴露的部位。

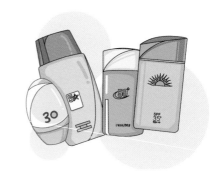

1.护肤霜及防晒霜　高原地区风大而且气候干燥，导致处于高原环境时身体内水分经体表和呼吸散失较多，所以人体需要多饮水来补充机体水分，而护肤霜可用于防止皮肤干燥而产生皲裂。在驻海拔3700～4786米武警部队执勤官兵中随机调查1286例发现，高原紫外线辐射对执勤官兵皮肤损伤极其严重，所以携带防晒霜用以防止高原强紫外线照射损伤是很有必要的。常用的有高原护肤霜，主要成分包括：硅油、硬脂酸、单甘酯、硬脂醇、水杨酸苯酯、维生素E、甘油、尼泊金甲酯、羟苯乙酯、钛白粉、硫酸钡等。应用效果观察发现，高原护肤霜在预防和治疗紫外线辐射对皮肤的各类损伤中均有确切效果，具有较高的防护价值。如无高原护肤霜最少也应自备防晒霜（防晒系数大于30的为佳），即使男士也要做相应防护，以免皮肤损伤。

2.护唇膏　高原干燥、寒冷、紫外线辐射强的环境下极易患唇炎、口唇干裂，可自行准备护唇膏。高原护唇膏主要成分及功能为：烟酰胺具有抗炎、抗光辐射以及修复紫外线等诱导的DNA损伤的效果，能减少水分丢失和干燥皮肤的表皮剥脱；氧化锌具有无毒、无害、无刺激性，抗紫外线、滋润和适度的杀菌等特殊功效；二氧化钛性质稳定，具有抗紫外线辐射、抗菌、抗老化等功效。研究发现，海拔3800米的高原地区，高原唇炎发生率高达51.37%，而应用护唇膏后则降为0.27%，高原护唇膏对于高原性唇炎的预防具有明显效果。

3. 护目镜　高原强烈的阳光和紫外线还会对眼角膜、眼结膜等造成损伤，进而引起角膜炎和结膜炎等，所以还应携带防紫外线效果好的护目镜。高原地区日光强烈、白雪皑皑，高原上众多的冰雪及水面会反射很强的太阳光，容易造成雪盲，所以护目镜是必带物品。由于一些旅游线路尘土大，建议不要佩戴隐形眼镜。

（三）其他

高原阳光炙热，尤其在夏天做长时间的户外活动，容易出现中暑等不适。因此高原户外旅行活动一定要备有清凉油、人丹等。

建议随身携带水壶或保温杯，尤其是长途自驾游时养成随身带水壶的习惯，不仅是缓解高原干燥的有效手段，也可以保障充足的饮水供应。

高原天气变化多端，准备好雨衣、雨伞及防雨的衣服，即使是最晴朗的天气也要有所防备。

高原地区交通发展迅速，交通工具便捷，但到人烟稀少地区旅行时，要做好旅行计划，并带好地图，不要随意离开旅行路线盲目进入荒野，更不要轻易进入无人区，避免在临近天黑时到达无法寻求后勤支援的地方。同时高原空旷辽阔，缺乏参照物，很容易对高度和距离产生错觉，在道路不熟的情况下，尽量不要在天黑时赶路，可随身携带手电等应急设施，以备不时之需。

特别提醒：建议对必备物品进行整理、分类、精简，尽可能减轻负重，避免过于疲劳。

四、需要必备的药品有哪些？

预防高原反应的药物主要有以下几种。

（一）乙酰唑胺

是国内外广泛使用的一种急性高原反应防治药物，为碳酸酐酶抑制剂，1960 年 Steve Cain 等首先用它提高人体高原习服和减少急性高原病的发生率，随后被广泛应用于登山队员中，其后又发现它可以消除阵发性夜间呼吸暂停，提高夜间睡眠质量，减轻晨起时的头痛。

（二）复方红景天胶囊

红景天作为一种重要的药用植物，能增强机体对缺氧的耐受性，降低机体耗氧量，改善脑神经某些递质失调和改善脑功能，改善低氧环境人群的食欲和睡眠，能够显著提高机体抗缺氧、抗寒、抗疲劳、抗免疫功能低下等能力，已广泛用于急性高原病的预防和治疗及提高人体在高原的工作效率。

（三）复方丹参滴丸

复方丹参滴丸能提高血液携氧能力，清除氧自由基，改善高原习服期基础生理指标与心血管效应，改善高原血液流变学特征，降低肺动脉压；改善肾上腺素增多导致的微血管内皮细胞水肿、微血栓形成和微循环障碍。因而广泛用于急性高原反应、高原脑水肿、高原心肌缺血、高原红细胞增多症等急慢性高原病的保健、预防及治疗。

（四）其他

值得一提的是，现在防治急性高原病的药物比较多，建议在医生的指导下或者按照说明书使用，如硝苯地平、氨茶碱、利尿剂等。也需备有治疗感冒的药物和维生素类药物等。有条件的情况下，在进入高原前应尽可能准备氧气，例如氧气瓶（可随身携带小型氧气瓶）、氧气袋等，还必须准备一些安眠、防晕车等药物，以及体温计、酒精棉、创可贴等常用医疗用品。

在进入高原的途中若出现比较严重的高原反应症状，应尽快到附近医院进行治疗，并尽快转往海拔较低的地区。

五、合理膳食方面如何准备？

高原地区地广人稀，居民点之间的距离较远，因此要随身携带一些应急食物，如巧克力、奶糖、饼干等。如果携带方便，也可备一些方便面、火腿肠等。另外，还应该准备充足的水或饮料以及可口易消化的食物，以便及时补充机体必需的水和能量。

进入高原后要多吃含糖类、维生素、高蛋白质的食品，糖类可提高耐缺氧的能力，维生素是机体呼吸过程的辅酶，因此，要多食水果、蔬菜、瘦肉、巧克力等食物。忌油炸、易产气的食物。

在高原旅游，应注意保持饮食清洁、卫生，避免食用不洁食物；每餐不宜过饱以免增加消化负担。"早吃好、午吃饱、晚吃少，多清淡、少油腻"是在高原饮食最简单、最有利的原则。

六、进入高原时还有哪些注意事项？

如果你从未进过高原，在进入高原之前，一定要进行认真的体格检查。心血管病患者（包括冠心病、风湿性心脏病、先心病、心肌炎等病史），高血压患者，肺功能欠佳者，上呼吸道感染患者，严重贫血及心、肝、肺、肾等脏器功能不全者，孕妇等，建议咨询专科医生，切勿盲目进入高原。

无论是乘飞机还是乘火车到达高原后，先以休息为主。常年坚持体育锻炼而身体素质较好者，高原反应没有或者轻微，且能很快自愈，但也不可疏忽大意。尤其是进入到新的海拔高度前，要有一两天的渐进适应性锻炼，在没有适应和准备的情况下，不要骤然进入海拔 5000 米以上的地区，以防出现不测。

初入高原，大部分人可能会有不同程度的气短、胸闷、呼吸困难等缺氧症状。但这并不说明不适应高原，如果能够正确地保护自己，2 ～ 4 天后，上述症状一般都会好转或消失。途中若出现比较严重的高原反应症状，应立即就医。

学会正确的呼吸方法：运动试验证明，腹式呼吸比胸式呼吸更有规律和节奏，增加肺活量。在行走或攀登时，可将双手置于臀部，使手臂、锁骨、肩胛骨及腰部以上躯干的肌肉辅助呼吸，以增加呼吸系统的活动能力。

要学会阶梯性适应。在进入高原前到达海拔 2000 米左右时，要休息几日，通过阶梯式的适应，增加肺活量和增强适应能力。也要避免过于劳累，保持充足的睡眠。国内报道，3 天内由平原到达海拔 4200 米处，急性高原病发病率为 83.5%，而经由 2261 米阶梯适应在 7 ～ 15 天内抵达 4200 米时，发病率仅为 52.7%。

进入高原后要多吃含糖类和易消化的食品，多喝水以保持体内水分，晚餐不宜过饱。要多食水果、蔬菜等富含维生素的食物。建议戒烟、戒酒或限酒。

注意避免过度疲劳，饮食起居要有规律，还应避免剧烈活动和情绪兴奋。初到高原的前几天，尤其气温较低时不要频繁洗浴，避免着凉感冒。

高原地区气候干燥，空气稀薄，紫外线辐射十分强烈，必须做好准备，涂抹防晒霜、护唇膏、佩戴护目镜等。

进入高原注意事项

必要时吸氧　　不宜　　　　行动　　　　严防　　　适当服用缓解
　　　　　　暴饮暴食　　要缓慢　　着凉感冒　高原反应的药物

第二节　不宜进入高原的人群和急性高原反应的紧急处理

一、儿童及老年人可以进入高原吗？

（一）儿童

不满 3 岁的儿童，最好不要急进高原。小儿正处于生长发育时期，新陈代谢旺盛，为保证正常的生长发育，小儿对氧的需求量明显比成人多，而高原的低气压、低氧环境，使氧的供需矛盾更加突出，对高原环境的适应能力差于成人。

（二）老年人

一般来讲，随着年龄的增长，机体各脏器的功能也随之下降，对环境变化的适应能力也减弱。老年人某些脏器可能已经存在潜在的功能减退，也许在平原环境中一时还未表现出来，但若到达高原，为适应高原的特殊环境，心、脑、肺等重要脏器的耗氧量增加，这时潜在功能减退的脏器代偿能力下降，不易适应高原环境。如果已有明显的疾患，重要脏器的功能已受到一定程度的损害，就更无法适应高原的特殊环境了。

二、患有哪些疾病者不宜进入高原？

根据多年的研究及实践，患有以下疾病时不宜进入高原。

（一）心律失常

进入高原前必须做常规心电图检查，出现窦性心律不齐、偶发性期前收缩、不完全性右束支传导阻滞等心律失常无相关症状者，咨询专科医生后大部分可以进入高原。

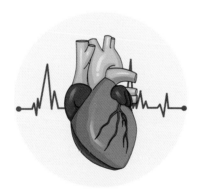

但若有严重心律失常、明显心室肥厚或心肌缺血者一般不建议进入高原，必要时咨询专科医生。在高原 3 ～ 6 个月后，心电图示窦性心动过缓、窦性心律不齐、不完全性右束支传

导阻滞、轻度右心室肥厚的发生率较高，如无症状，一般不影响在高原工作生活。

（二）冠状动脉粥样硬化性心脏病

有频繁心绞痛发作或近期发生过心肌梗死者绝对禁止进入高原。

确诊为冠心病，心电图示心律失常或心肌缺血者，在病情未稳定前不宜去高原。

对于伴隐性胸痛而心电图正常的年轻人，建议在专科医生的指导下考虑是否进入高原；做过冠状动脉搭桥手术、冠脉支架置入手术，或安装了心脏起搏器的患者能否进入高原，要根据患者的具体情况，由专科医生做出判定。

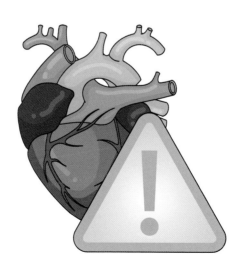

（三）高血压

平原地区正常成年人血压的收缩压为 90 ～ 139 毫米汞柱，舒张压为 60 ～ 89 毫米汞柱。初上高原时，由于环境因素对血管感受器作用和体液等影响，使皮肤、腹腔脏器等血管收缩、血压上升，但适应后会恢复正常。当高血压患者在平原经药物控制平稳后，可以考虑进入高原并严密监测血压变化，应继续应用降压药物或根据血压情况在专科医生指导下进行治疗。

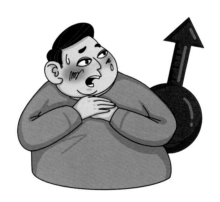

有少数健康人到高原后血压可升高至高血压诊断标准，持续存在并伴有一定临床症状，返回平原后血压恢复至原来的水平，且排除其他原因导致的高血压状态，被称为高原高血压，建议密切动态监测血压，必要时专科就诊。

（四）糖尿病

不论 1 型或 2 型糖尿病患者，需将血糖调整平稳，结合自身体质再考虑是否走进高原，因旅途饮食难以满足糖尿病饮食标准，若因特殊情况进入高原，必须充分准备胰岛素和降糖药。同时严格监测血糖，如在高原或偏远地区药物中断，后果将十分严重，同时还应警惕低血糖发生。

如果糖尿病属于轻型，无并发症，血糖经药物控制良好，可到适当海拔高度的地区旅游，但必须保证安全用药。

（五）肥胖

衡量肥胖最常用、最简单、最安全的指标是体重指数（BMI），主要反映全身性超重和肥胖程度。体重指数 BMI = 体重（千克）/ 身高 ^{2}（米 ^{2}）。依据中国标准，BMI < 18.5 为体重过低，18.5 ~ 23.9 为正常，≥ 24 为超重，25 ~ 27 为轻度肥胖，28 ~ 30 为中度肥胖，> 30 为显著肥胖。轻度和中度肥胖者可以到高原旅游，但避免剧烈活动，夜间要高枕而卧，不饮酒。对于显著肥胖者，最好不要到海拔 3500 米以上的高度。

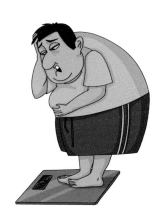

但也观察到一些轻度肥胖者，在海拔 4630 ～ 4905 米居住
1 个月以后，体重下降了约 5 千克，在随后的 6 个月中，随着
人体习服，体重仅增加 1 ～ 2 千克。说明高原低氧对某些轻度
肥胖者有减重作用。

（六）消化道溃疡合并出血

进入高原后，消化腺的分泌和胃肠道蠕动受到抑制，除胰
腺分泌稍增加外，其余消化食物的唾液、肠液、胆汁等分泌
较平原时减少，肠胃功能明显减弱。因此可能出现食欲减退、
腹胀、腹泻或便秘、上腹疼痛等一系列消化系统功能紊乱症
状。因高原低氧、寒冷的应激会发生急性应激性溃疡或急性
胃黏膜损伤而形成胃黏膜糜烂、坏死和出血，因此胃及十二
指肠溃疡患者病灶处于活动期、药物控制不理想者或近期有
过出血等并发症者禁止进入高原。

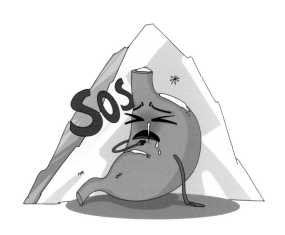

（七）支气管哮喘

患有支气管哮喘但肺功能正常的患者不是进入高原的禁忌证。相反，既往在平原有哮喘发作的患者去高原后发作减少甚至消失，这可能与高原空气清新，过敏原少有关。另有研究发现，低氧条件下小支气管平滑肌的应激性降低，利用高原环境或低压氧舱模拟高原低氧环境治疗支气管哮喘获得疗效也是一佐证。但进入高原时一定随身携带药物，并按时使用，同时需准备急需药物，以备哮喘急性发作时需要。

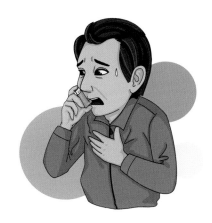

（八）慢性阻塞性肺疾病

初入高原轻度缺氧时，可表现为呼吸加深加快，随缺氧加重呼吸频率也进一步加快，感到胸闷气短。适应后，会逐渐恢复到初始水平。但对于慢性阻塞性肺疾病（慢阻肺）患者由于肺功能障碍，通气、弥散功能均减低，到高原后可能会出现呼吸困难、低氧血症等，症状可能加重。

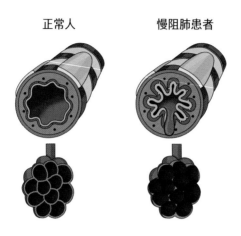

正常人　　　　慢阻肺患者

（九）其他疾病

1. 咽喉系统疾病　咽炎、喉炎和扁桃体炎，在平原上视为"小病"，但在高原上发病后不仅影响活动，而且易并发下呼吸道感染或诱发高原肺水肿，故此类患者进入高原前应做相应的治疗，控制炎症后方可进入高原。

2. 贫血　除重度贫血外，轻度缺铁性贫血（女性多由月经失调或产后引起）并非进入高原的禁忌，相反，进入高原后配合铁剂治疗，贫血改善明显，此与低氧刺激体内红细胞生成素增高、刺激红细胞增生有关。

3. 妊娠　妊娠期需氧量增加，但是在高海拔地区，空气稀薄、氧含量低，易引起母体血氧含量降低，影响胎盘血氧含量，出现一系列相应表现。因此妊娠前3个月避免去高原，妊娠后期建议在家人陪伴下进入高原，如有不适及时就医。

4. 癫痫　尽管癫痫患者到高原后不增加发作次数，但癫痫患者在高原单独作业或劳动（如登山）时一旦发作，十分危险，故癫痫患者不建议独自进入高原。

5. 神经系统疾病　中枢神经系统特别是大脑对缺氧极为敏感。轻度缺氧时，神经系统兴奋性增强，如情绪紧张、易激动等，继而出现头痛、头晕、失眠、健忘等。进入较高海拔地区后，则由兴奋转入抑制过程，表现为嗜睡、神志淡漠、反应迟钝，原则上不建议神经及精神疾病患者独自前往高原。

三、发生急性高原反应时如何紧急处理？

缺氧：可间断吸氧，每天吸氧1~2小时，氧流量以每分钟1~2升为宜。

若出现轻度头痛、头晕，恶心、呕吐、胸闷、气短、腹胀及食欲减退等不适，注意休息，必要时咨询专科医生。

若出现严重的胸闷、呼吸困难、剧烈咳嗽，咳粉红色泡沫痰，或神志淡漠、反应迟钝甚至昏迷，应尽快送往附近医院进行抢救，或尽快转往海拔较低的地区，以便及时施救。

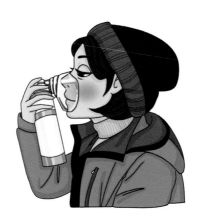

第三节　选择适宜的交通工具进入青藏高原

一、怎样选择适宜的交通工具？

当你调整好了心态，明确了目的地，确定了行程，从身体到装备都做好了充分准备，那么交通工具的选择将是下一个影响你出行质量的重要环节。一般来说，高原旅途建议尽量安排轻松，行程适当宽松。要按照先低海拔地区，再高海拔地区，逐渐增加海拔高度的原则，保证人体充分地适应过程，降低高原反应的发生率。

近30年，随着国家对西部地区开发建设的重视，公共交通工具的多样化使得进入青藏高原方式也发生了很大变化。全国各地飞往青藏高原各州市的航班给出行时间要求较紧的旅客解决了难题；青藏铁路每天都承载着成千上万来自全国各地的旅客纷至沓来，成为主要的交通方式；近年来自驾进入青藏高原也成为一种趋势和潮流，旅客按照自己的节奏和线路制定随心而动的旅程；对于热衷于运动、挑战自我的运动达人，骑行、徒步也是他们实现自我、挑战自我的一种方式。

专家建议，除非有一定的训练基础和较强的身体适应能力，否则骑行、徒步是非常不建议选择的，体力和安全方面都有极大的隐患；由于路途较远，自驾比较辛苦，路途中随着海拔逐渐升高，可能会出现不同程度的不适。建议主要乘坐飞机和火车等交通工具。

二、飞机出行可供选择的机场有哪些？

近年来国家大规模的基础设施投入和民生工程建设，目前青藏高原所处的青海、西藏、四川、新疆、甘肃五省区相关州市均陆续建成或正在建设飞机场，使得乘坐飞机快速实现青藏高原之旅成为现实。

　　青海省内共有西宁、德令哈、祁连、格尔木、果洛、玉树、花土沟 7 个机场已经建成并投入使用；西藏自治区目前主要通航的机场有：拉萨、林芝、阿里、昌都、日喀则 5 个机场；四川省内阿坝、康定、稻城亚丁、甘孜、九寨等机场已经建成并投入使用；云南省内迪庆机场已经建成并投入使用。众多的机场和丰富的航线能满足全国各地的旅客抵达青藏高原的需要。

　　但乘飞机进入高原和从陆路进入高原各有利弊。乘飞机进入青藏高原的旅客，建议在海拔 2000 米左右地区短暂停留，待机体适应后，再逐渐向高海拔出发。

三、你了解青藏铁路和火车旅行的优势吗？

　　2006 年 7 月 1 日，青藏铁路全线开通，第一辆进藏列车正式启程。

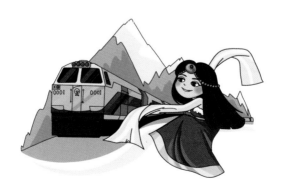

　　青藏铁路起于青海省西宁市，途经格尔木市、昆仑山口、沱沱河沿线，翻越唐古拉山口，进入西藏自治区安多、那曲、当雄、羊八井、拉萨。全长 1956 千米，是重要的进藏路线，被誉为"天路"，是世界上海拔最高、在冻土上路程最长的高原铁路，是中国新世纪四大工程之一，2013 年 9 月入选"全球百年工程"，是世界铁路建设史上的一座丰碑。青藏铁路首发拉萨的城市有北京、成都、重庆、上海、广州等，极大地方便了全国各地游客进入高原地区，改善了旅游交通条件，使昔日天堑变通途。

　　旅客坐火车进入高原比乘坐飞机更容易适应高原环境。火车进入高原的过程中，会从低海拔逐渐上升到高海拔地区。青藏铁路最高海拔是唐古拉山脉区域，在 5000 米以上，通过这段区域后，海拔逐渐降低，最终目的地拉萨的海拔只有3600 米左右。而且进入高原地区后，列车内提供弥散式供氧，可以有效缓解旅客初入高原产生的不适症状。进藏列车针对青藏高原特殊的地理和气候条件，采用了密接式车钩、车内

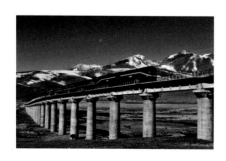
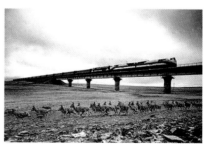

供氧装置和真空集便器等新技术。

乘坐火车进入高原，不但保障旅客身体安全，也能欣赏到高原独有的美景，充分享受旅行的乐趣。大批的旅游者正通过铁路前往青藏高原旅游，并享受着独特的高原风光及旅游体验。青藏铁路是一条促进西部发展和繁荣的铁路，是凝聚了建设者智慧和血汗的铁路！它是一条神奇的天路，如巨龙般蜿蜒在世界屋脊！

旅客在进入高原地区之前，建议在海拔较低地区进行适应性活动。青藏铁路起点位于西宁，所以旅客到达西宁后，可以短暂停留，饱览青海当地美景，品尝当地美食。塔尔寺、青海湖、茶卡盐湖、祁连山等国家 5A 级景区都值得旅客停下匆匆的脚步，为高原之行留下深刻的印象。既可领略"大美青海，中国夏都"——西宁的美景，也可通过在西宁的停留，初步适应高原环境。在西宁休整好之后，就可以继续踏上高原之行。

四、骑行进入高原需要做好哪些准备？

您可以骑车进藏，或是骑车在青藏高原各地旅游，但是您需要有足够的骑行经验和充足体力并结伴而行。在高原骑单车旅行是件具有挑战性的事情，不仅是体力，更重要的是毅力、耐力和野外生存能力。特殊的地理特征、气候多变、地广人稀等都是您不得不面对的实际问题。建议您在骑车进入高原前，对您的身体及爱车做一次全面的检查，准备好各种修车工具和通信设备，并提前规划好食宿及旅行路线。

五、自驾车或旅游车旅行可选择的线路有哪些？

自驾车旅行目前是进入青藏高原的常见方式之一，进入青藏高原前首先选择性能较好的旅游车辆，如越野车，使旅途更舒适、安全。

平原的司机在高原上驾车不仅辛苦而且比较危险，因为人体进入高原都需要一个适应过程，一旦没有适应好就直接进入高原，人的反应能力和协调能力都慢很多，况且高原地区多盘旋山路，没有经验的司机比较难适应。

目前进入青藏高原的线路有青藏线、川藏线（南线和北线）、新藏线和滇藏线，但是建议请当地的司机为向导，特别在雨季时应谨慎前行。

如果您是资深自助旅行者，您可以从西宁出发、途经格尔木，沿途的索南达杰自然保护站、楚玛尔河大桥（幸运的话能看到奔跑的藏羚羊）、沱沱河大桥（长江源第一桥）都值得驻足欣赏。到沱沱河为止，青藏线沿途有五个保护站，如果您有紧急情况发生，可以向保护站寻求帮助。

自驾车或旅游车从公路进入青藏高原主要有青藏、川藏

（南线和北线）、滇藏、新藏等路线。

1. 青藏公路　青藏公路东起青海省西宁市，西止西藏拉萨市。是世界上海拔最高、线路最长的公路，也是目前通往西藏里程较短、路况最好且最安全的公路。青藏公路沿途景观大气磅礴且丰富，沿途野生动物很多，有藏羚羊、藏野驴等，可看到草原、盐湖、戈壁、高山、荒漠等景观。公路全长1937千米，全线平均海拔在4000米以上。虽然线路海拔高，但登上昆仑山后地貌类型起伏平缓。而且青藏线食宿、加油都很方便，一年四季通车，是进藏路线中最繁忙的公路。

不足：在青藏线会有高原反应。从格尔木出发100多千米就到了海拔4000多米的昆仑山口，很多人到这里都会有一些高原反应。另外青藏线路况良好，由于车速快，司机容易疲劳，所以走青藏线要充分休息，注意力集中，谨慎驾驶。

2. 川藏南线　川藏公路南线起点四川成都市，终点西藏拉萨市。全程走318国道，从雅安起与国道108分道，向西翻越二郎山，沿途越过大渡河、雅砻江、金沙江、澜沧江、怒江上游，经雅江、理塘、巴塘过竹巴笼金沙江大桥入藏，再经芒康、左贡、邦达、八宿、然乌、波密、林芝、墨竹工卡、达孜，抵达拉萨。川藏南线全长2146千米，途经最高海拔处为理塘县，约为4000米。南线所经过的地方，多为人口相对密集的地区，沿线多为高山峡谷，风景秀丽。

不足：①南线地形较为复杂。通麦一带山体较为疏松，极易发生泥石流和塌方。折多山属亚热带季风气候，植被茂密，夏季多雨，冬季多雪，地表水及河流对山体和路基的冲蚀明显。②走川藏路一定要注意防雨。所带的相机、器材及衣服、帐篷、睡袋等，都必须具有较强的防水性。③由于经常堵车，走这条线时必须要给自己准备充足的时间，到了7、8月雨季谨慎选择出行方式。

3. 川藏北线　川藏公路北线，起点四川成都，终点西藏拉萨。全程走317国道，从成都出发北上在映秀镇往西，穿过卧龙自然保护区，翻越终年云雾缭绕的巴郎山，经小金县，抵丹巴。进入甘孜后，经道孚、炉霍、甘孜、德格，经过岗嘎大桥入藏，再经江达、类乌齐、巴青、索县至拉萨，全程2412千米。

北线相对南线而言，所过地区多为牧区，海拔更高，人口较为稀少，景色更为原始壮丽。与南线新都桥至巴塘一段相比，川藏北线新都桥至德格一线，基本上是沿鲜水河、雅砻江而上，有草场、峡谷、河水、河原等地形，不似南线那般高拔平缓。沿途最高点是海拔4916米的雀儿山，景色奇丽。其中丹巴是嘉绒藏族的主要分布区，塔公草原（也称毛垭大草原）一带以风光和人文见长，石渠有藏区最美的草原，如由石渠进入青海玉树藏族自治州，经玛多、温泉，可达青海省省会西宁或青海湖。沿途高原湖泊、雪山、温泉密布，是越野探险者推崇的极品线路。

不足：同南线一样，5 月份至 8 月份是西部的雨季，川藏线因泥石流和塌方频繁，故行程应安排宽裕，注意天气预报，合理安排出行。

4. 滇藏公路　滇藏公路全长 1930 千米，起落不算太大，处于海拔 4000 米以上的路段有 39 千米；海拔 3000 ～ 4000 米的路段有 239 千米。这些路段不仅有雪山峡岩、隧道大桥，而且空气稀薄，气候严寒。全线大型桥梁 4 座，隧道 3 处，是一条集险、奇、美于一身的入藏通道。滇藏公路的最佳行车季节为每年 8 ～ 10 月。

不足：中甸至盐井、芒康一线路况欠佳，常遇泥石流和塌方，出行前需及时了解天气情况。

5. 新藏公路　新藏公路是继川藏公路、青藏公路之后，进入西藏的第三条公路，是重要的进藏路线之一。北起新疆喀什地区叶城县，南至西藏日喀则市拉孜县查务乡，全长 2140 千米。此线路平均海拔 4500 米以上，全线海拔在 4000 米以上的路段有 915 千米，海拔 5000 米以上的路段有 130 千米，年平均气温 – 9℃。需要沿途翻越海拔 5000 米以上大山 5 座、冰山达坂（即山口）16 个、冰河 44 条，是世界上海拔最高的公路。新藏公路穿越举世闻名的昆仑山、喀喇昆仑山、岗底斯山、喜马拉雅山脉。全线几乎所有路段均为高寒低氧的无人区，沿途有逾千千米的荒漠戈壁、永冻土层和常年积雪的崇山峻岭。冬季气温达 –40℃，氧气含量只有内陆地区的 44%。

新藏线是最具挑战性的一条进藏路线，与其他路线相比，它没有秀美的风光，也没有迷人的风景，更没有平坦的路面，但却有神山圣湖的美景、古格王国的神秘、喀喇昆仑的庄严，走一次新藏线会给人带来一生的回味。

不足：①新藏公路的很多路段全线平均海拔比青藏线还高，食宿点更少，条件也差，但阿里地区的神山圣湖吸引着无数人踏上这条艰辛的道路。②走新藏公路最好有向导。因为很多岔路口是在荒无人烟的地方，走错了往往会耽误很长时间，还可能会给行程带来诸多不便。③新藏线最有挑战性的路段是从狮泉河到叶城，1060 千米的路程要经过几百千米的无人区，翻过 7 个达坂，荒凉辽阔的无人区使人感到震撼和壮阔，但沿途人烟稀少，需做好紧急情况下的所有应急措施。

（本巴吉　姚星辰）

附录　高原地区医院实用信息

医院	地址	电话
青海省人民医院	青海省西宁市城东区共和路 2 号	0971－8066292 0971－8066293
青海大学附属医院	青海省西宁市城西区同仁路 29 号	0971－6162321 0971－6162000
青海红十字医院	青海省西宁市城中区南大街 55 号	0971－8233995
青海省心血管病专科医院	青海省西宁市城中区砖厂路 7 号	0971－6255999
西宁市第一人民医院	青海省西宁市城中区互助巷 3 号	0971－7914222
西宁市第二人民医院	青海省西宁市城北区祁连路 892 号	0971－5130017
西宁市湟中区第一人民医院	青海省西宁市湟中区鲁沙尔镇和平路 222 号	0971－2232350
海北藏族自治州第一人民医院	青海省海北藏族自治州海晏县西海镇金滩路 2 号	0970－8644353
海南藏族自治州医院	青海省海南藏族自治州恰卜恰镇绿洲北路 120 号	0974－8522730
黄南藏族自治州人民医院	青海省黄南藏族自治州隆务镇 37 号	0973－8722433
海西蒙古族藏族自治州格尔木市人民医院	青海省海西蒙古族藏族自治州格尔木市昆仑中路 18 号	0979－8490226
互助土族自治县人民医院	青海省互助土族自治县南大街 11 号	0972－8322407
循化县人民医院	青海省循化县积石镇上草路与南环路交汇处	0972—8812313
玉树藏族自治州人民医院	青海省玉树藏族自治州玉树市扎曲南路 27 号	0976－8823116